## 生命樹

*Health is the greatest gift, contentment the greatest wealth.*
*~Gautama Buddha*

健康是最大的利益，知足是最好的財富。 ——佛陀

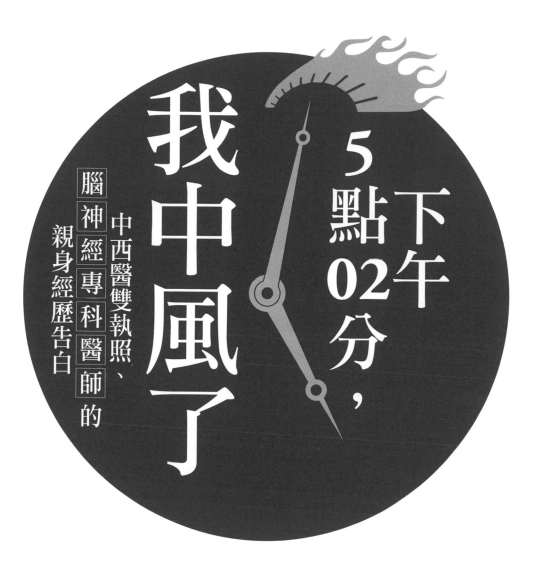

# 下午5點02分，我中風了

## 我中風了

中西醫雙執照、
腦神經專科醫師的
親身經歷告白

邱顯學 —— 著

# 中西醫整合治療與病後照護、
# 養生管理的全面思考

林昭庚／中國醫藥大學講座教授

　　邱醫師是我的中醫系學弟兼學生，與我有類似的中西醫雙專長訓練背景，我個人從事針灸臨床服務、教學及研究也已經超過 40 年。

　　腦中風是急症，也是重症，邱醫師能在臨床上內化自己的中西醫專長後，嘉惠大眾與腦中風的自己，實難能可貴，走過這條跨越中西醫療路的醫師都清楚，這條路是相當艱鉅且不討好的。

　　對於推動針灸在緊急醫療的應用，除了疼痛控制外，腦中風應該是針灸協同治療最普遍的疾病，這在書裡邱醫師的臨床研究可以佐證。我個人在 2014 年法國巴黎的聯合國教科文組織

（UNESCO）以顧問及專家學者的身分參與會議，2017 年 1 月在瑞士日內瓦參加世界衛生組織（WHO）執委會第 140 屆年會發表演說，均向大會提議將「針灸」納入全世界緊急醫療的一部分。

2018 年忝任國際東洋醫學會會長，並於 11 月以「傳統醫學在急重症的應用」為主題，替台灣爭取舉辦第 19 屆國際東洋醫學學術大會，邀請世界各地的專家學者共襄盛舉。

閱讀完本書，讓人明白邱醫師跟所有正在為中西醫整合治療腦中風而努力的醫師一樣，宵旰勤勞、夙夜匪懈，相信像邱醫師這般努力的同袍會前仆後繼，戮力讓傳統醫學在急重症疾病的共同照護上成為世界各國的典範，腦中風的中西醫整合治療與病後照護、相關的養生管理，將成為揚名國際的特色醫療。

在此恭喜邱醫師出版此書，也讓我們對於腦中風的診療與防護有更全面的思考。

# 中醫養生與西醫學理的印證和對照，建立腦中風的系統知識

林文玲／《早安健康》發行人

　　腦中風在台灣十大死因當中位居第四名，每年增加三萬個重殘病患。腦中風之所以可怕，除了發病速度讓人措手不及，更重要的是，倒下去的，多數都是一個家庭的重要支柱，初發中風病人在中風一個月後的失能比例高達 61.2%，而且在之後，平均長達七年臥病在床，成為家庭沉重的照護負擔。

　　尤其，台灣的中風機率遠高過歐美，因此，了解腦中風的前因後果，可以說是相當必要的一堂健康課。

　　《下午 5 點 02 分，我中風了》是「醫師、病患一人分飾二角」現身說法的健康書籍，邱醫師用自己、父親和朋友的實際案例，貫穿全書，不只貼合病患生活現場，更以邱醫師獨特的

背景，融合中西醫的學理與臨床實務，將腦中風的急救、復健和預防，寫成一本建立腦中風的系統知識、好看易懂的書。

特別具備警世意義的是，邱醫師自己就是腦中風的專科醫師，卻在盛年的 41 歲發病。所幸邱醫師發病的當下人在醫院，而他也在第一時間用自己的專業救治自己，讓他可以在一小時內進行搶救、兩週後病癒。而絕大多數的腦中風病患是不可能有這樣的幸運。

一位多年專治腦中風的醫師，必定具備充分的預防知識，為什麼讓這樣可怕的狀況發生在自己身上？書中，邱醫師很誠實的分析了自己中風的遠因與近因：忙碌、壓力，以及台灣充滿速食加工食品的整體飲食環境。

健康意識的起點，不只是知道，更需要覺知、覺察。健康不只是知識的建立，更關鍵的是生活的實踐。從小學開始，健康教育從來不是學習重點。回想一下，老師花多少時間讓我們理解人體運作的原理，從而讓大家從小可以真切的理解：喝含糖飲料不但會長不高，還會早發糖尿病；薯條、炸雞和它們的包裝紙袋，不但造成小朋友性早熟，更埋下日後發生乳癌、攝護腺癌……等風險。

也因此，身為健康媒體的工作者，我熱切盼望更多專業、好看易懂的健康系統知識，可以更快「走入群眾」，尤其是讓健康、亞健康的族群，盡早、及時實踐健康生活，延緩老化、讓熟齡之年得以維持尊嚴的生活。

　　本書另一大特色是：中醫養生與西醫學理的印證和對照，讓讀者明白中西醫學互補、相容的邏輯。即使到最後一頁都還有乾貨，是一本精彩實用的著作。

# 中西醫合併「對症治療」，
# 有效打擊腦中風

黃妙雲／台視文化《常春月刊》總編輯

　　人生充滿各種試煉與挑戰！最擅長治療腦中風的邱顯學醫師，自己竟然也逃不過中風的威脅。10 年前，他 41 歲，正值壯年，就在醫院裡突發「急性腦中風」，憑藉著自己的醫學專業，第一時間以針灸自救，並積極接受中西醫治療、復健調養，14 天後即恢復看診，身體復原狀況很好。

　　邱醫師以其親身經歷撰寫成書，帶領讀者以中西醫觀點重新認識「腦中風」。事實上，腦中風長期以來都是國人主要的致命殺手，死亡率及殘疾率高居前三名的疾病，腦中風屬於急重症，一旦發作導致腦血管或腦循環出現異常，就會造成腦部組織受到傷害而產生病變。在臨床上，如果病患突然出現身體

一側肢體麻木、顏面麻痺、走路不穩、複視、手腳無力、嘔吐等症狀，就要小心可能「中風」了。

　　萬一發生急性腦中風，應把握中風後的「黃金三小時」時間內緊急就醫，分辨究竟是「缺血性腦中風」或是「出血性腦中風」。缺血性腦中風指的是大腦血管梗塞，俗稱「腦梗塞」；出血性腦中風則是腦血管破裂造成，又稱為「腦出血」。一般來說，其中近八成患者是屬於缺血性腦中風。就像邱醫師在書中所述，當年他隔空在電話中大膽推斷父親可能是腦梗塞，緊急給予服用高劑量的阿斯匹靈，暫時穩住症狀而沒有持續惡化，但若是腦出血的話，這麼做就可能危及生命。因此，急性腦中風的「對症治療」相當重要。

　　此外，台灣最常見的是血壓或血糖控制不良引起的小中風。小中風指的是「暫時性腦缺血」，屬顱內小動脈病變的腦梗塞，症狀較輕，會出現如中風的症狀，發作時間一般約持續 5 或 10 分鐘，24 小時內就會恢復正常，表面上不會留下後遺症，但這些症狀可能反覆出現，是發生嚴重腦中風的前兆。邱醫師的父親 60 歲暫時性腦缺血發作，12 年後便真的發生腦梗塞，因此要特別留意，千萬不可輕忽小中風的發生。

邱醫師家族三代都有腦中風病史，祖父有腦梗塞、祖母腦出血，父親 60 歲暫時性腦缺血發作，72 歲腦梗塞，他自己則是 41 歲中風。因為有腦中風的家族因子在，即使他自己是腦神經專科醫師，也無法擺脫腦中風這項疾病的潛在陰影。2009 年，邱醫師因工作忙碌、常感疲勞，「左腦放射冠急性小梗塞」突然發作。發生腦中風當下，他立即先用自己隨身攜帶的針灸緩解部分的神經症狀，在急性期的一週內，也會針刺自己右腳足三里穴，同時維持每日服用一次常規劑量的阿斯匹靈，可見腦中風的急性期除西醫治療外，如果有中醫介入治療，以及後續中醫輔助的復健調養等，對身體的康復幫助很大。

　　以西醫觀點來看，腦中風有其最佳治療方案及治療極限，但就中醫觀點來說，則是醫治病患臟腑經絡失衡的狀態，因此會合併針灸、中藥，處理中風的後遺症，並且預防再次中風，有效打擊腦中風這種頑強又複雜的疾病。

　　邱醫師以他自己腦中風發作、治療的過程及復健經驗，並且分享家族三代腦中風治療的搶救守則，最後針對現大多處於「亞健康」狀態的現代人，提出「中醫養生」加上「西醫學理」相互印證的健康管理術，包括依據「工作型態」區分的作息法

則，以「食物種類」區分的飲食法則，再加上觀想靜坐、導引術等方式，不僅一般人可以預防中風上身，也幫助中風病人預後恢復健康。

　　面對再怎麼可怕的疾病，先做好預防準備，一旦發生就要積極面對。在《下午 5 點 02 分，我中風了》這本書裡，邱醫師對於自己的罹病過程，以及以中西醫合併治療快速恢復健康的經歷，描述得相當生動，再輔以腦中風的專業醫學知識以及具體可實踐的健康管理術，真的很值得推薦給每一位關心自己和家人健康的讀者。

# 學貫中西，提供對於腦中風預防、辨識及治療的完整資訊

劉嘉為／長庚大學醫學系教授
高雄長庚紀念醫院腦中風中心主任

在台灣近 40 年的公衛史中，腦中風疾病的演變，最足以作為見證台灣因醫療的進步及國民健康的提升，而伴隨了生命及幸福度增加的結果。腦中風從曾位居十大死因的第一位，漸續而降至今日之第四位，這是令人非常欣慰的結果。

然而，若以為腦中風的危害已步入歷史，天下將從此太平無事，那就犯了「輕敵」的大忌。因為隨著慢性病如高血壓、糖尿病的盛行率愈來愈高，且台灣居民的平均存活年齡越長，這些都是會造成腦中風發生的危險因子，也讓台灣民眾持續暴露在發生腦中風的陰影中。此外，近年的公衛研究，也發現腦

中風的發病年齡有年輕化的趨勢，有更多的罹病者平日身體健康亦無明顯的危險因子。因此除了針對具有危險因子者，必須預防中風的發生之外，對不具危險因子的人，要如何從日常生活的養生著手，來降低腦中風的威脅，就是重要的功課。

人類的腦細胞只要失去，就不會再長回來了，所以中風只要發生，就必定會留下痕跡。而痕跡留下的多寡，亦即對腦細胞的傷害嚴重程度，就與中風發病初始的辨識與治療方式的選擇息息相關。本書作者以自身經歷，又以中風治療專家的角色，提供讀者一個實境範例。

書中除告訴讀者如何辨識中風，及其緊急的處置方式之外，難能可貴的，作者因其擁有西醫及中醫的雙重專長，於書中亦論述各自後續之處理方式。雖然其個人或因僥倖，或因發病初始的處置得當，未讓中風進展至相當嚴重程度，亦未使用到一些較新的治療方式，如靜脈注射 rt-PA 血栓溶解劑，或血管內栓塞去除術等，但書中亦對這些治療方法，及其使用的適應症等詳加敘述，提供讀者完整的資訊。

腦中風的發生常常是突然間就來了，讓罹病者驚恐無策，但只要了解它的來龍去脈，鎮靜的尋求 119 或家人、朋友的立

即協助，仍有機會逆轉這項疾病所造成的傷害。近幾年，腦中風的治療方法有相當大的進展，經過許多大型的、新的藥物或處置的臨床試驗，證實其安全及有效性後，過去醫界以保守療法「不變應萬變」的策略，已經被徹底的改變了。在決定能否接受這些新的治療條件中，「時間」尤為重要，也是決定治療能否成功的因素。因此，近年來醫界提出「時間就是腦」的口號，積極教育民眾。遺憾的是，「時間」對於治療腦中風的重要性，迄今未能為全體民眾所知曉，讓許多民眾錯失治療的黃金時機。

本書內容相當充實，除了對腦中風的預防、辨識及治療之外，作者學貫中西，於書中也敘述許多關於中國傳統醫學對腦中風的預防觀點與理論，讀者必能從中獲得許多有用的知識。個人亦期待，不論是曾發生腦中風的患者，或是未曾發生、卻已有一些潛在可能發生腦中風的危險因子者，甚至兩者皆非的讀者，都可將本書作為預防腦中風的養生參考；或傳播這些訊息給您的家人或朋友，萬一不幸發生腦中風時，作為一個指引方向的指南針，得以即時獲得處置及照護，讓自己成為造福別人的貴人。

# 三明治族群更應強化對於腦中風的 「病識感」和「警覺性」

鄭凱云／知名主播
TVBS《健康 2.0》主持人

閱讀邱醫師的腦中風經歷特別有共鳴。

41 歲，這個我們即將跨入，或剛走過的年紀。在職場上可能稍稍站穩腳步，卻仍需打拚以證明自己；在生活上可能看似經濟無虞，但每月父母奉養費、小孩奶粉錢或教育金、家庭生活開銷得一肩扛，扣除開支後也沒什麼積蓄；在心態上可能自覺還算年輕，所以不時熬夜工作或追劇，餓了就到便利商店抓個麵包、喝杯拿鐵果腹提神。

這聽起來再熟悉不過的場景，是我們每天生活的日常，更是本書作者邱顯學醫師 41 歲腦中風之前正在過的生活。我常說，

像我一樣的 40+ 世代是「三明治族群」，上有長輩要奉養、下有幼兒要扶養，在生活上勞心勞力，卻沒有意識到自己都快被壓扁、快要過勞了，更不懂得好好照顧自己的身體健康。

《健康 2.0》這個節目 13 年，我也主持了超過 1500 集，在節目中凱云不斷提醒觀眾的就是，加強「病識感」和「警覺性」，以趨吉避凶、遠離疾病。你我不是醫師，不像邱醫師可以在察覺自己或家人腦中風時，馬上扎針以緩解症狀，但如果有足夠的病識感和警覺性，就能將腦中風的傷害降到最低。

例如我們做過一集節目的主題是「手臂痠麻」，一般人以為手痠麻甩一甩就沒事，但它不只是血液循環差的問題，也有可能是腦中風、糖尿病的前兆。我們也常在節目裡探討腦中風、小中風、眼中風等相關議題，只要有「中風」這個關鍵字，收視率通常還不錯，這也反映一般人對於「中風」這項疾病的重視和恐懼。我媽媽曾說，她自己最怕中風，因為不想成為家人的負擔。來上節目的復健科醫師也透露，一些急性腦中風病患，有的是久病無孝子、有的是家境不好、有的是和家人關係不佳，這些病患後來連到醫院復健都不來，甚至社工也聯絡不到人，更可知因腦中風造成的失能或經濟負擔有多可怕。

面對越可怕的疾病，越要有正確的知識；預防越可怕的疾病，越要有正常的生活。世界中風組織提醒，除了年齡、性別、種族與家族史是無法改變的，九成腦中風與其他危險因子有關，引發腦中風的危險因子包括三高（高血壓、高血脂、糖尿病）、肥胖和心臟疾病。

正如邱醫師在書裡所述，危險因子源於不正常的飲食、作息，以及壓力，但這也是大部分現代人無可避免的生活型態。如何在現實生活中也能實踐健康生活的準則，遠離腦中風？本書作者邱醫師，以自身經歷和中西醫雙專長背景互相印證，提供讀者專業且實用的建議，同時也對於腦中風的中西醫診療、防護有更清楚的認識。

強化對於腦中風這項可怕疾病的「病識感」和「警覺性」，可以避免很多憾事的發生，從預防醫學的角度來看，才是真正改善亞健康狀態的實踐之道。

# 親身經歷腦中風，是醫者仁心的生命禮物

張萬邦／前國立高雄師範大學
文教基金會董事長

　　經過長時間的艱辛苦讀和勤訓精煉，才能成就一位名醫，這是醫術；親身經歷驚心動魄的搶救過程和病痛磨難，才能成就一位仁醫，這是醫德。

　　腦中風的發生急如風，常讓人措手不及，有如無聲的殺手。然而，殺不死你的，將會使你更強大；腦中風沒有擊敗邱醫師，卻讓他對於治療腦中風有更深沉的體驗和重生的力量。這場經歷有如鐵達尼號撞上冰山、即將沉沒之際，電影主角傑克所說的，搭乘鐵達尼號仍是我人生中最美好的經驗。

　　人生中，美好的「禮物」，往往都是用「苦難」來做包裝紙。41 歲經歷的那場腦中風，對邱醫師來說，就是一個讓他朝醫者

仁心更進一步的生命禮物。

　　《下午 5 點 02 分，我中風了》書中敘述的都是邱醫師親身經歷，他捨棄艱深專業術語，以平易親民、生動易讀的文字告訴讀者，平時因家庭、事業、學業忙碌而疏忽身體保養者如何重啟養生保健觀念，自主掌握健康狀況和生理數據，及早做好健康管理，提升保健意識，並從中獲得腦中風預防判定和搶救的正確知識。

# 第五個十年，助人離苦得樂的初衷不變

　　十年磨一劍，每隔十年我期許自己能磨一利劍。

　　出生後的第一個十年，磨的是心業；第二個十年，磨的是學業；第三個十年，磨的是專業；第四個十年，磨的是事業；第五個十年，磨的是志業。

　　五十個年頭，一把鈍鐵磨到最後竟成了一支細針，這是李白少時遇到老嫗磨鐵杵的故事，對照人生，頗有同感。集業力於一身，也不知道自己圖什麼，牽強的說，第一個十年其實就決定了我第五個十年的終身職志，無論被磨成個什麼樣，我助人離苦得樂的初衷不變。

　　成長過程中的陰影影響我十數年，前二個十年，我被同學霸凌過，後二個十年，我被醫療同業霸凌過，最後這個十年我已茁壯，努力保護自己與他人不受霸凌，因為我知道這種陰影

對任何人來說都無法輕易抹滅，如果有能力了就霸凌他人，一吐過往怨氣，這世界將永無寧日，話雖這麼說，這世界上的霸凌戲碼依然天天上演。

不過，提這些關寫這本書啥事？當然有。第二個十年是我遭受霸凌最頻繁的時候，事後會反省究竟是什麼樣的衝突，造成自己遭遇這樣的事件。此後，在每個十年的階段性目標達成時，我都會反省自己做了什麼？為什麼當初會這麼做？呈現了什麼結果？是不是自己希望的樣子？未來可能怎麼做也許會更好？這樣的思維，幾乎每天都在腦海裡轉一回。在第四個十年我才開竅，明白只有不斷的強化自己的身心靈才能趨吉避凶，我的臨床學習能力在這階段比在求學時更具侵略性，更勇於嘗試錯誤與承受犯錯後的磨難，從而學習快速修正錯誤的醫學技能。

## 淬鍊，是自我煎熬的養分

也許醫療同業會覺得大家都是過來人，經歷差不多。不，我差很多！因為我不聰敏，所以必須更努力。舉個例，我生平第一篇原著論文是以「氧氣面罩輔助急性腦中風病患」為主題，

收錄在 2006 年 5 月的《美國國家醫學會：神經學檔案》（*JAMA Neurology*）雜誌（舊稱 *Archives of Neurology*）中。

在被《神經學檔案》收錄之前，我花了一年半的時間，與 13 本醫學國際期刊書信往返，周旋在投稿、退稿之間。那時電子投稿尚未成熟，除了工作我就是在修稿、查醫學期刊，精讀兩百多篇相關的原著論文，最後篩選十來篇當參考文獻，除了值班不太睡，每天只睡約四小時，那一年半搞得自己天天渾渾噩噩，也不能在臨床上出錯，練就閉著眼都能打對病歷的本事。

而且在這一年半前，相關研究已經搞了三年，當時我還自學自製存取資料庫。當年，台灣《神經學》雜誌已是最後一本退我稿子的醫學期刊，就連我的論文指導醫師都快放棄這不成熟的研究發表時，我寫信給芝加哥大學的《神經學》期刊主編，告訴他們我的臨床觀察與這個研究的潛力。皇天憐我，投稿三個月後他們竟主動要求修改我的文章並幫我製圖，論文刊登後，讓我拿下全長庚體系住院醫師的論文首獎以及台灣腦中風學會頒發的杜世彬博士論文獎。

我並不聰敏，但我很努力，那是 10 歲就在冬天吃海水、捕

撈鰻魚苗，求學階段被霸凌，補習班蹲了兩年才考上醫學院⋯⋯的淬煉，這些淬鍊都是自我煎熬的養分。

## 用西醫標準，做中醫臨床研究

拚命的做臨床研究，單純是想讓中、西醫的同事知道，我有能力用西醫做臨床研究的標準，來做中醫的臨床研究。當年從神經科歸建中醫部門時，有神經科前輩開玩笑的說，我怎麼選擇「向下沉淪」，我也是笑笑，畢竟常被言語調侃久了也就無感，不往心上去。但我心中清楚明白，中醫能為病人所用的好處太巨大了，只要掌握了臨床研究的竅門，我只消一個個慢慢的證實它們的臨床優劣就好。

我的臨床診療武器，始終堅持以「針灸」來呈現。從第五個十年開始，我不斷的強化一個招式──反覆咀嚼《黃帝內經・靈樞》的內容，體會這基礎招式竟可以幻化成很多治療方法，偏偏就是在這時候，把自己操到腦中風了，但禍福相倚，也因為如此，我自己的親身經歷比臨床研究更「臨床」。

附帶一提，有人說醫生治腦中風的自己容易腦中風，治心

肌梗塞的就自己容易得心肌梗塞，治什麼癌就得什麼癌，那是胡扯，根本也沒統計數據，只是這種強調令人印象深刻。我看過治心肌梗塞的醫生自己腦中風，治療癌症的自己心肌梗塞，外科醫師罹癌的大有人在，惟有婦產科男醫生絕對不會得卵巢癌，泌尿科女醫生也絕對不會得攝護腺癌而已。

臨床研究，顧名思義就是以臨床診治為主的觀察或治療研究。在診治病人時，心中都必須保持中性態度來評估病人治療的結果，因為任何偏見都可能造成醫病兩端莫大的遺憾，這是從事臨床研究的醫療工作者，日積月累的訓練所養成的心態。所以，當《商業周刊》出版部邀請我以自身經歷寫成一書時，坦白說我是打從心底抗拒的，因為白紙黑字的流傳影響甚鉅。沒想到，「良醫健康網」上已有 50 萬瀏覽數在傳閱我的故事，若不讓讀者知道這件事的背景因素，又太簡化我的自癒過程。

## 教釣魚的觀念，而不是直接餵魚吃

思考再三才鼓起勇氣答應撰寫，這一寫又是一年半，原本出版社主編詢問我是否要以口述代筆的方式來減輕寫作壓力時，

我毫不猶豫的拒絕了，我堅持每個字都要自己寫。我並非時下圖書市場寫書的專家，經過一年半的往返討論，顯然這本書並非如時下主流的健康類叢書，雖然如此，我仍懇請出版社允許我保留寫書的初衷。因為我要讀者從這本書知道，腦中風能自救成功，不是僥倖，是二十年的功夫；那一般讀者該怎麼做才能遠離腦中風的威脅？這本書裡的觀念一定要多品幾回。

　　我的訓練告訴我，與其教大眾該怎麼做，不如告訴大眾如何思考適合己身的做法。本書有如是在教釣魚的觀念，而不是直接餵魚吃，所以沒有教讀者三分鐘學一招，就能一體適用的擺脫腦中風威脅的簡易模式，醫療保健絕對不是這麼容易的事，請大家別有太多期待。常有病患或家屬問我，是不是照某某書寫的做就能遠離腦中風？我都語塞，支吾以對，因為照做後還真的腦中風了，該責怪誰？然而，我堅持寫書的初衷，恐怕增加了出版社的成本風險吧。

　　古人有「三不朽」：立德、立功、立言。放眼在這年頭，幾乎看不到典型，或者說在民智已開的現代，誰也不服誰，三不朽的精神已被束之高閣，也沒有人願意面對它的存在，因為承認典型存在等同自慚形穢，等同臣服於他人。我心嚮往三不

朽精神，將之視為人生定位的一個崇高理想，也許，無私奉獻在工作崗位上即為有德，處心積慮為人群謀利即為有功，正向撼動人心之說即為有言，那麼，即便偶得典型一二，亦有久逢甘霖之欣喜。

寫了書欲立言，字句都要負擔責任，哪怕有人誤用了書中的道理，都要算在寫書人頭上，若欲立言以圖利又豈止寫書一途，譁眾取寵的言論才是隱憂所在。本書呈現的方式是以幾則真人真事穿插作為楔子，引出想讓讀者知道的醫藥訊息、腦中風醫療現況的描述，以及中、西醫相輔相成的治療成果。也許部分寫法較為刻板，卻是忠實的呈現我個人的臨床見聞，請讀者靜心的品言。

最後，容我對曾經受其指導影響深遠的師長們說聲感謝，沒有你們的協助，就沒有今天的邱顯學。

第一個十年，旗津國小李昭宗老師。

第二個十年，七賢國中張海清老師、毛榮吉老師；高雄中學王文耀老師、朱迺武校長；力行補習班張萬邦班主任、黃淑蜜導師、黃寶玉導師。

第三個十年，中國醫藥大學馬肇選老師、林昭庚教授、唐娜櫻老師、張賢哲老師、李世滄老師、陳必誠老師；陸軍空特部（精實案以前）指揮官及副指揮官、蔡奇宏連長；林口長庚中醫部林宜信主任、孫茂峰主任、謝佳蓉主任；彰基蘭大弼醫師（David Landsborough Ⅳ）、巫錫霖主任、劉青山醫師、王文甫醫師、陳大成醫師、羅敏智醫師。

第四個十年，高雄長庚陳順勝副院長、張明永主任、劉家壽主任、劉嘉為主任、張谷州醫師、張文能主任、林口長庚李宗海主任、張寓智醫師。

第五個十年，林口長庚中藥局楊榮季主任、高雄長庚中醫黃升騰主任、洪裕強主任、鄭文顯主任、胡文龍醫師、沈哲民主任、饒坤銘主任、陳志誠主任、蘇茂昌醫師、藍國忠醫師、呂鎮中主任、何治軍主任、陳鴻華主任、龔福財主任、陳忠仁主任、李芳艷醫師、許俊傑醫師。

以上僅以當時職銜抬頭稱謂，未列名師長、同袍及相關部門研
究同仁繁多，小弟均不勝感激。

# 目錄

# Part II
## 三代腦中風家族的搶救守則

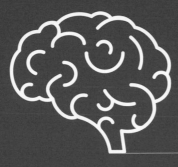

# Part I

腦中風，
跟你想的不一樣

# 01

## 下午 5 點 02 分，我中風了！

### —— 腦神經專科醫師的親身經歷告白

高雄長庚醫院中醫針傷科神經學主治醫師邱顯學（現任中一苑中醫診所院長），是台灣少數受過西醫神經科訓練並且擁有雙執照的中醫師，更是腦中風中心的會員。

他致力於研究中西醫防治中風之道多年，卻難逃中風的魔爪，41 歲那一年，致命的三分鐘，改變了他的一生。

我努力保持清醒，記下這個時間，2009年2月25日，星期三。

這一天，我覺得特別疲倦。早上已喝過一杯咖啡，下午四點再喝一杯，但身體上沉重的倦怠感卻沒有改善。

下午五點整，我準時離開高雄長庚中醫科系辦公室，欲前往腦中風中心的月會會議地點。步出辦公室時只覺得似有睡意，就像一般人感到疲倦時那樣。我低頭看著地板走路，一路上與科系秘書及研究助理對話。此時，後腦勺頭皮突然一陣發麻，麻感極快速的擴散至我的雙眼視野周圍，就好像有一片荊棘倏然的包圍過來，往我的視線中心靠近。

我停住腳步，抬頭看著走廊前方，景色依舊。

我再度低頭凝視著地面，有一股疲倦的想躺下的念頭。

但緊接著，剛剛後腦勺的一陣麻感之後，我的右半邊身體知覺減弱，我想跨出右腳走路時發現，一腳踩在地面上卻沒有反作用力的踏實感，只見右腳一直在晃動，如馬匹前腿抬起，在空氣中畫圈一般。

我的嘴裡一直嘟囔著：「為什麼我踩不到地板？我踩不到地板……」

科系秘書轉頭看我，語氣緊張的說：「邱醫師，你臉很紅。要不要請總醫師來幫忙？……」我聽不太清楚秘書說些什麼，頭腦還有滿滿的脹感，只能以僅存的意識思索了一下，臆測自

己應該是中風了！但現在，只有左手還能動，該怎麼辦？

　　情況不對了！我近乎結巴的對秘書說，請她幫我連絡尚在辦公室的中醫部總醫師來協助，我在這裡等（事實上是我根本無法移動）。然後，我再跟研究助理說，不礙事，別緊張。然後請她替我去腦中風中心的會議簽到並請假。在腦袋昏脹中，我目送她們兩位疾走，消失在長廊盡頭，期間她倆還不時回頭看看我的狀況。

　　「我不能倒⋯⋯」腦中閃過這樣一個念頭，倏的想起我的左邊胸口口袋裡還有針灸用針。就這樣，我單手拿針、拔插銷，往自己發麻的後腦勺正中線（督脈）插下去。

　　說也奇怪，麻的感覺竟如一顆石頭掉入平靜水面，激起漣漪並擴散開來，腦袋的昏沉腫脹稍微舒緩了。把針留在頭上，我動了動右腳，仍然沒有踩在地面上的踏實感，但右手已經稍微恢復氣力。我用右手掏出褲腰袋上的手機，交由左手打電話給總醫師。接通電話後，他告訴我秘書已來電，他快抵達現場了。

　　這時順道看了一眼手機顯示，時間為下午 5 點 05 分。

## 毫無疑問的，我中風了！

　　我的意識還算清楚，依稀知道有幾位醫師從身旁走過，但我不想引起騷動，畢竟這裡還有一些病人家屬在走廊穿梭，而

且我自己身上還穿著白長袍。所以，我只能選擇將身體右側靠在牆上，維持左腳單腳站立。

我嘗試著以右腳踩地面，但卻一直感覺不到踏在地面上的反作用力。那是在兒童醫院的三樓，接近急診第三觀察室外的長廊。只差急診觀察室幾步之遙，但我的腳卻到不了。

總醫師趕來協助時，我的身體右傾靠在三樓走廊牆邊，左手仍握著手機。一時之間，他也不知從何下手協助。我請他當我右邊身體的支撐，右手臂繞著他的頸項、架在他肩上，自己則用左腳小跳式的移到電梯前。運氣好，電梯距離還不到五公尺。總醫師不時觀望我的神色，也問問我覺得怎麼樣。那根針還留在頭上，我的頭皮不麻了，但腦子發脹的感覺還在，頭重右腳輕。

電梯門一打開便是急診走廊，總醫師攙扶著我，邊走邊跳到最近的一張推床讓我躺下。當時我只覺得好疲倦、好想睡。適逢醫院的管理部高專經過，看著兩位穿白袍的醫師一人躺一人站，靠過來了解一下情況。我還勉力笑說，應該是中風了。高專詫異的說，「怎麼會？！」他沉思了一會兒，就說還有事要去忙。

我穿著白袍，躺在推床上做檢傷，眼睛裡映著急診室裡穿梭的醫護人員及往來民眾的身影。周遭環境吵雜，但我卻感覺像是在看默片電影或是縮時影片，人們看著我，我看著人們，恍若身處兩個平行時空。

確認了床號之後，醫護同仁把床推入急診室內，我慎重的交代同仁，頭上那支針無論我清醒與否，都不能移除。交代完畢，我好想闔眼休息。突然想到，還有一針得補上才行，我趕緊又抽了支針，補扎在右小腿脛前肌處（足三里穴）。然後這才真的安心闔眼，靜待神經科總醫師會診。

時間感消失，腦袋也無法順利運轉。不知道睡了多久，直到神經科總醫師前來問診及進行神經理學檢查時我才睜眼。逐項神經學測試之後，才驚覺右手、右腳晃得厲害，右腿的本體感覺幾近沒有，但還看得到我的腳可以抬起晃動。

人的際遇如此微妙，前來問診的神經科總醫師，前些時候因車禍腦部受到撞擊，才給我針灸治療了好些日子，彼此都熟識。神經理學評估後需待影像學確認，為慎重起見，他們直接安插我進行腦部磁振造影檢查（Brain MRI）。推進到檢查室準備時，我後腦督脈、右腳足三里穴上的兩根針就得移除，以防干擾。

當時，我的白袍已被脫下，換上病人服裝，換移至檢查床。至今仍然印象深刻，我右手握著點滴架，想維持右手施力的觸感，但右腳卻完全無觸地感，雖然嘴上微笑著，回應檢查人員的一些問題，但心裡卻十分著急，擔心我的人生從此改變。腦部磁振造影檢查做完，我自己先看了影像，當下就明白剛剛所經歷的一切是什麼。毫無疑問的，我中風了！

估計從中風症狀開始，到我自己針刺督脈約莫三分鐘的時

間。總醫師抵達，將我攙扶至急診約莫花費 10 分鐘，急診科醫師檢傷、完成紀錄約花了五分鐘。趁著躺在推床上，我又自行補扎了右腳足三里穴。然後，神經內科同事到場，完成理學評估約莫 15 分鐘。神經內科同事評估我為 NIHSS Scores 6 分 [1]，馬上安排顱內影像攝影，為求慎重起見，他們直接幫我安插腦部磁振造影，完成檢查後，約莫過了一小時。

## 驚心動魄的關鍵一小時

那一年，我 41 歲。

如果以一年 365 天、一天 24 小時來計算，我的生命已經走了 359,160 個小時。但是對我來說，至今恐怕沒有任何一個小時，像 2009 年 2 月 25 日下午 5 點 02 分過後的那一個小時，這麼樣的驚心動魄。

檢查報告顯示是左側放射冠（Left Corona Radiata）接近胼胝體最後側（Splenium）處有急性小梗塞形成。回到急診室之後，神經科總醫師問我要不要打 rt-PA [2]，我微笑的拒絕了，但要求吃三顆 100mg 的阿斯匹靈（Aspirin）。我的理由是：一、

---

1　NIHSS Scores 為美國國家衛生院中風量表，總分由 0 至 42 分，分數越高，代表中風的嚴重度越高。

2　rt-PA（胞漿素原活化劑），rt-PA 的使用本身帶有一定程度的風險。根據統計，大約有 6% 的病人注射後可能會腦部出血，此一出血率比起不使用 rt-PA 靜脈注射治療的腦中風病人多出大約 10 倍。

發生中風後有部分緩解、進步；二、三個月以後的預後[3] NIHSS scores 最好可進步六分以上[4]；三、萬一打了 rt-PA 之後出血呢？在權衡之後，我只願意吃阿斯匹靈，自認為沒有必要過度消費健保。

接著，同事告訴我加護病房已有床位，等護理人員備妥就可入住。期間中醫部總醫師一直陪著我，中醫部的同仁、長官聞訊也都前來關心，內人接小孩下課後，也帶著小孩一起在急診室裡等待病房。約莫晚間七點半，在家人和中醫部總醫師的陪伴下，護工推我到了加護病房，這時我仍試圖用右腳踢被子，試圖控制右腳的觸感。

住進神經科加護病房（NICU）之後，一群神經科的同事結伴前來探望，一度還開玩笑說，我是不是吃中藥補過頭了云云。我苦笑，但想必笑的時候，臉是歪的。確診左腦小梗塞中風的第一天晚上，我的收縮壓在 145mmHg，舒張壓在 90mmHg 上下震盪。以急性腦中風來說，血壓會有必然性增高的現象，也許是下午的緊急自救，改變了腦血管灌流的模式，所以當時我的血壓異常穩定，其實我自己也不確定是否有關。

我的右手雖然還能動作，但不實在的感覺還有，即使沒有麻木感，但是本體的感覺很不靈敏。我時不時揮動右手測試，盡可能控制自己的右手在出力後，可以停頓在我要的位置，但仍然不自主的晃得厲害。右腿的本體感更差了，我閉上眼測試抬腿，用意念控制腿的伸展、停頓位置。睜眼一看，差距很大，

而且也感覺不到偏離了那麼多。我疲累但毫無睡意，索性整晚都在練習控制力道的肢體動作。

這段時間內沒有飢餓感，就只覺全身提不起氣。補陽還五湯中藥粉[5] 每兩小時吃五克，共吃了三回，體力沒什麼變化。我去電中醫藥局，請同事將我平日配方給中風病人吃的便利包中藥飲全都送過來。我用自己開發的方藥，做成中風病人專用飲用包，終於有機會自己試試了。加護病房的醫護人員知道我是這方面的中西專科醫師，自然尊重我自己的調理方式。沒多久，應急送來五包，我每隔二小時喝一包，每包約 200 毫升，喝了兩包之後，體力稍有改善。

在 NICU 的第一個夜晚，精神仍不住的亢奮著，身體疲累但無睡意。我無法安分的靜躺在床上，右手不停做出力的動作，後來斷斷續續的醒來又睡去，不知是否因為中風而緊張到無法入眠，還是因為頭部悶脹而無法安眠。

## 住進 NICU 的第一個晚上

醒睡之間，自覺吸不到足夠的空氣而胸悶，擔心一覺不醒

---

3　預後，指疾病恢復可預期的結果，通常是透過臨床研究所觀察到的結論。

4　參考文獻：Aslanyan S, et al. "Post-stroke neurological improvement within 7 days is associated with subsequent deterioration." Stroke. 2004:35:2165-70.

5　補陽還五湯，為衛生福利部核可的固有成方中藥複方，但非腦中風時必然使用的處方，仍須由中醫師辨證（鑑別診斷）後指示用藥。

或醒來右邊更無力，於是請求 NICU 的護理人員讓我戴上氧氣套管 2 L/min。期間膀胱有尿液感，跟護理同事要了尿壺試著解尿，躺著的確不好尿，因為自小被訓練不尿床，也許已經是個制約行為。護理同事好意問了聲要不要放置尿管，旁邊幾位夜班認識的護理人員都自告奮勇說可以協助插尿管，還問我要不要管徑粗點的尿管，才不會滲尿。我心想，這次被你們逮到機會了！此時可千萬不能鬆口。

我起身，再次坐在床邊試著解尿，暗自決定：如果再不行，我就扶著床，用左腳撐著身體尿總行了吧！當時，右腳已有觸地感，卻仍無法感受到踩踏地面的反作用力，沒有著力點的感覺。好在，我的泌尿器官沒讓我失望。坐在床邊解尿時，腦子沒有特別異狀，脹滿感也沒出現，只覺得思緒特別清晰。

事後回躺，我仍不忘戴上氧氣鼻管。回想 2006 年自己發表的臨床觀察——〈氧氣面罩輔助急性腦中風病患〉[6]，現在竟然是個用在自己身上的研究了，心裡湧現微妙的尷尬。我拜託護理人員多關照，萬一睡著不自覺掉了氧氣鼻管，請務必幫我戴上。事實上，這是因為擔心睡醒後，右邊肢體出現更嚴重的癱瘓，一直沒敢闔眼。

昏沉中不自覺醒來，已是隔天早上七點，腦神經科加護病房主治醫師查房的時間了。睜眼後的第一件事，便是看看右手、右腳還能不能動，揮揮拳、抓抓東西、腳踢一踢，感覺一下力

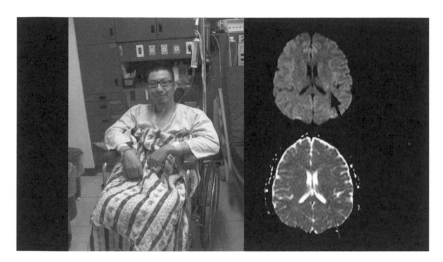

腦中風隔天（2009/02/26）中午要轉普通病房前，請護理同事幫我拍照。右邊腦部影像為腦中風急性期的磁振造影特殊成像，箭頭由當時神經放射科呂鎮中主任標示。

量與位置。主治醫師微笑的說，可以準備轉神經科普通病房了。

　　我們很熟，我認同他的判斷。他大概也覺得我的情況……還好。第二天中午後，我轉入普通單人房，血壓值與昨天差不多，我跟護理同事半開玩笑的說，昨晚她們想趁我睡著時插尿管，害我不敢睡，大家莞爾一陣。

　　靜下心來，我回溯昨天中風的身體狀況。當時我為了趕計劃、寫論文、準備演講資料，餓了幾乎只吃泡麵或麵包，平日只

6　　本篇臨床觀察目前收錄在《美國國家醫學會：神經學檔案》（JAMA Neurology）。參考文獻：Chiu EH, et al. "Venturi mask adjuvant oxygen therapy in severe acute ischemic stroke." Arch Neurol. 2006 May;63（5）:741-4.

準備隨手可得的三合一咖啡或拿鐵飲用，身體已經是「營養不良」的狀態，再加上完全不理會偶爾的頭眩，最後才釀成大災。

主治醫師跟我說明了一些進一步的檢查，其實也都是平日自己對腦中風病人做的檢查，所幸數據出來都無異狀，血壓在成人標準值邊緣，連血脂肪都正常。雖然頭仍悶脹，但右手力氣漸復。這時的藥物還是一天一顆阿斯匹靈，和神經科同事討論後，我仍堅持幫自己針灸及吃中藥。

接著中醫部同事來了，免不了要針刺一下。趁現在我也感受一下本院名中醫的功力，右手合谷穴、右腿足三里穴、陽明經治痿要穴。然後是阿母帶著燉了一個多小時的枸杞鱔魚骨湯[7]來了，想我是氣血不足又過勞，還問我說有點腥，能不能喝？當然行，但真的腥。

這代表此刻的我吞嚥、味覺都沒有問題，說話也沒問題。頭不脹麻，沒有便意，右手較能控制出力時的位置，右腳已有觸地感，但站立時仍無著力感，滑動右腳時，左腦後會有瞬間眩暈感。體力在飲完中藥後一小時漸弱，疲倦欲睡。醒後我又在床上自主練習手腳動作。入夜後睡著卻仍有點不安，不過已無吸不到氧氣的胸悶感，就不再戴著氧氣鼻管了。

## 親身體會到復健有多難

中風第三天，我的血壓回到 130/80mmHg 正常水準上下，

此時物理治療師也來了。根據腦中風復健相關的研究，神經復健在罹病 72 小時內就可以開始，只要生命跡象穩定，越早做對於預後越好。

其實我根本等不及，從躺在病床上的那刻起，就不斷的在做用力測試的動作，也許是輕度腦中風的關係，還算能按照自由意志，做自己能做的事。此時，物理治療師教我做床上復健運動，我這時才體會到，難怪來做中風針灸的病人，常抱怨做復健運動有多麼困難與令人沮喪。

當我自己在床上依照物理治療師的指示，學習復健動作時，心裡還真的很想罵髒話。這與治療師無關，而是自己根本難以用腳撐起腰臀，覺得很嘔，右腳沒有著力點的反作用力，要怎麼撐？心裡難免覺得沮喪。一直練習到自己出力時會喘，我就跟治療師說休息後再練習，請他先離開，他才離開，我就累得闔眼睡著了。

整個白天醒睡五、六次，醒來就練習復健動作，有人探望我就順便躺床休息。儘管院方沒有公開我中風的消息，但同事之間畢竟會奔相走告，更何況我還莫名其妙的停了門診。

這一天的三餐飲食是由家人準備的枸杞鱔魚骨湯，外加服用自己開發的中藥飲一天六、七包。入夜後，我覺得有點信心了，大膽練習站姿，嘗試著用手扶著床尾板，看看在站立時能否加強

---

7　　枸杞鱔魚骨湯，民俗流傳的食補湯方，但切記，對於腦中風時出現高血壓或高血糖症狀的病患要慎用。

觸地的著力感。皇天不負苦心人，右腳踩踏地面的著力感出現，但右大腿還是難以撐直，用力的瞬間，左後腦似有一條線，會拉扯著讓右腿打不直。我不敢放棄，只要沒躺床上睡，就不斷的坐在床緣，重複練習坐著、站起的動作，而且盡可能只用右腿出力。

第四天早上醒來，感覺右手揮拳已能精準控制力道及位置了，再扶著床尾板下床站站，咦，很有感覺。沒多久主治醫師同事來查房，他說，老兄你三天沒大便了，要不要吃藥？我笑笑說，體重又沒增加，下腹有點凸而已，會請中藥部同事拿麻子仁丸來吃，很快就可以解便。

這一天我開始大膽移動腳步，右腿跨出、右腳踩下，身體重心前移，直到重量壓在右腳時，才緩緩釋放左腿的力量。確定右腿不會發軟，才將左腳抬起並快速往前踏。

我用左手扶牆，右手持點滴架，一步步挪向洗手間。坐上馬桶的瞬間，心情非常愉悅！至少我可以自己移動去解便，就算沒有便意，做個練習也行。既然移動到了廁所，我就洗澡，順便看看性功能有無受影響，還好，身體右側沒有更無力，腦袋也沒事。

這一天的訪客多半來自院內同事，從護工到副院長都有，醒時跟我寒暄，若我睡著，他們就跟家人聊聊醫院種種。傍晚醒來，便意來了，可能與服中藥粉麻子仁丸有關，我再試試用右手右腳的力量站在床邊，等了一會兒，右腳底來自地面的反作用力觸感已回來八成。就這樣，我戰戰兢兢、一步一腳印的自行去解便。

這一天我已不在床上練抬臀的復健動作，而是站在床邊做雙腳蹲站練習，對我而言實際多了。練習期間，我刻意將身體右傾，增加右邊的重量。醒睡週期的間隔時間也漸漸延長，白天只睡了三次左右，心裡也不再擔心醒來右邊會更沒力。

## 中風後二週恢復看門診

第五天一早下床，我正苦思不知如何才能加強對右腳的控制，想起神經學檢查走直線的練習，自己也來走走。此時，西藥仍是每天一顆阿斯匹靈，中藥仍是自擬藥飲，從第一天中風到現在，大概也喝了快 30 包，但我請阿母別再燉枸杞鱔魚骨湯了，雖然都是當日市場貨，但腥到讓我快吐了，也不想再勞煩二老。

我也請護理站移除點滴，只留個注射頭在，方便我行動。這一天雖已能快速移動腳步，但在做直線步態練習時，我只要想用更快的速度進行，左腦那條線似乎就會拉住右腿，瞬間右腳的本體感就會消失，腿會失控甩出。

所以我只能不住的盯著右腳看，確定右腳的每一步伐都是正確的才行。由於手不再有點滴架支撐，我可以展開雙臂，如同走鋼索般的沿著地磚接縫線練習直線行走，只要不累就走，來回走了幾十趟。

這一天排大小便、食慾都已如往常，右手已痊癒，右腳的

力量回復，僅剩控制的問題。看著堆滿病房的鮮花，滿是友人同事的關懷，覺得自己更要努力恢復正常，以親身實例告訴大家，輕度腦中風是有機會快速痊癒的，何況六月份的北京天壇腦血管病會議，我也想如期發表演說。

再推自己一把，傍晚時我開始練習右腳單腳站立的動作。

第六天，這是我容忍住院的極限了，不是醫療服務不好，是病床睡不習慣，睡醒反而腰痠背痛，這加深了我想出院的欲望。一早我就開始右腳的單腳蹲站練習，並且嘗試著雙手不扶任何支撐物，這也是自己想出來的重量訓練。當天，主治醫師同事宣布了好消息，我隨時可以準備出院。

返家之後的自我復健過程，我沒勞煩到復健科安排復健計劃，畢竟自己是神經專科醫師，對於身體敏感度的調整方式，有符合安全的做法。預後的情況比我想像中好，出院時，右大腿的力氣已能支撐走路，雖然偶爾仍會發生走路時右大腿無法自然朝前方擺動的情況，我得刻意的自我提醒：右大腿要施力，這樣能將右腳控制好方向。

對正常人來說，原本平淡無奇的走路，對一個中風的人，卻要「步步為營」。我在家休養期間，不斷練習右側單腳蹲站，中風後兩週，我恢復看門診，幫病人針灸，偶爾也對自己抽痛的左後腦勺針灸。看診時還被病患碎嘴，抱怨說出國開會，怎麼沒有先公告就突然停診？想必這是院方的權宜說法，我只有

不住的苦笑道歉，也沒透露自己腦中風的事。

　　近三個月後，我偶發性的左後腦墜落感已一掃而空，無論走路節奏快慢，身體疲累與否，我的右腿也都不再出現所謂「頭重腳輕」的現象，並且開始放心的打籃球、運動。六月份，我順利前往中國北京參加天壇國際腦血管病會議，發表中醫相關的腦中風治療學術論文，時任會議副主席的天壇醫院急診介入中心主任姜衛劍教授還緊握住我的右手，刻意的用力讚許，恢復得很好。

　　我的右手也回以相同的反作用力，微笑的回應，當然臉沒歪。

　　會議結束後，我如願的走上長城八達嶺段的 30 度斜坡，右腳金雞獨立，拍下一張照片紀念。

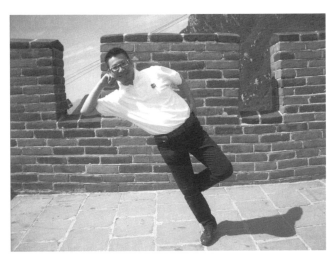

2009 年 6 月中旬，依照計畫進度前往中國北京參加天壇國際腦血管病會議，在導覽八達嶺長城段時，右腳金雞獨立並刻意將相機轉 30 度拍攝。

檢驗序號：014622

# 立人醫事檢驗所

檢驗報告單

http://www.lezen.com.tw/report
單位代號：5UM
電話：07-3890011
傳真：07-3890031

姓名：邱顯學

身分證號：E12***8422　年齡：50　出生日期：058/11/12　　性別：男
病歷號碼：　　　　　檢體編號：
開立日期：
委託單位：立人醫事檢驗所(9402050176)
代檢單位：立人醫事檢驗所

送檢日期：108/01/11
報告日期：108/01/11
聯絡電話(傳真)：384-1173

聯絡地址：高雄市三民區九如一路95巷3號1樓
送檢單位：中一苑中醫診所-L　　　　　Fax：

| ID | 檢驗項目名稱 | 中文名稱 | 檢驗結果 | 判讀 | 參考區間 |
|---|---|---|---|---|---|
| | ==== 肝功能(檢體種類:血液) ==== | | | | |
| 1 | Total Protein | 總蛋白 | 7.3 | | 6.7-8.3 g/dl |
| 2 | Albumin | 白蛋白 | 4.2 | | 3.8-5.3 g/dL |
| 3 | Globulin | 球蛋白 | 3.1 | | 2.3-3.5 g/dL |
| 4 | SGOT | 麩胺酸苯醋酸轉胺脢 | 16 | | 8-38 U/L |
| 5 | SGPT | 麩胺酸丙酮酸轉胺脢 | 16 | | 4-40 U/L |
| 6 | Alk-P | 鹼性磷酸脢 | 84 | | 28-140 U/L |
| 7 | r-GT | 麩胺轉酸脢 | 56 | ↑ | 男性:9-40;女性:9-35 U/L |
| | ==== 腎功能(檢體種類:血液) ==== | | | | |
| 8 | Urea nitrogen(BUN) | 尿素氮 | 9.8 | | 8-20 mg/dl |
| 9 | Creatinine (CRE) | 肌酸干 | 1.05 | | 0.6-1.2;(介於1.3-1.5mg/dL請追蹤) |
| 10 | Uric acid (UA) | 尿酸 | 5.6 | | S:3.0-7.0 mg/dL |
| 11 | eGFR | 估計腎絲球過濾率 | 79.5 | | ≧90 mL/min/1.73 m2 |

檢驗項目說明：男:<30歲:88-146;<40歲:82-140;<50歲:75-133;<60歲:68-126;<70歲:61-120;<80歲:55-123
女:<30歲:81-134;<40歲:75-128;<50歲:69-122;<60歲:64-116;<70歲:58-110;<80歲:52-105

--------- 列印日期/時間：108/01/11，下午 09:03:29 ---------

醫檢師：吳靜怡,林怡伶,郭雅婷

審核：蘇素慧
第1頁

這是我在 2019 年初進行的驗血報告結果，肝腎功能正常。判定是否容易引發腦中風，除已知的潛在危險因子，一般性的肝腎功能檢查，可以初步排除因肝臟或腎臟原發性或續發性的發炎或其他病變，所導致的凝血功能異常。

檢驗序號：014622

# 立人醫事檢驗所

http://www.lezen.com.tw/report
單位代號：5UM
電話：07-3890011
傳真：07-3890031

姓名：邱顯學

檢驗報告單

身分證號：E12***8422　年齡：50　出生日期：058/11/12　性別：男
病歷號碼：　檢體編號：　檢體種類：
送檢單位：中一苑中醫診所-L　電話：384-1173

送檢日期：108/01/11
報告日期：108/01/11

| ID | 檢驗項目名稱 | 中文名稱 | 檢驗結果 | 判讀 | 參考區間 |
|---|---|---|---|---|---|
| | ==== 糖尿病篩檢(檢體:血液) ==== | | | | |
| 12 | Glucose AC | 飯前血糖 | 93 | | 飯前:<100 ; 飯後:< 140 mg/dL |
| | ==== 血脂肪(檢體:血液) ==== | | | | |
| 13 | Cholesterol (CHOL) | 總膽固醇 | 153 | | 120-200 mg/dL; DM:< 160 mg/dL |
| 14 | Triglyceride (TG) | 三酸甘油脂 | 46 | | <150 mg/dL |
| 15 | HDL-C | 高密度膽固醇 | 39.5 | ↓ | 男:≧40;女:≧50mg/dL |
| 16 | LDL | 低密度膽固醇 | 97.6 | | ≦130:灰區:130-140;DM:<100mg/dL |
| | ==== 血液常規分析(檢體種類:血液) ==== | | | | |
| 17 | WBC | 白血球 | 7550 | | 4000-10000/ul |
| 18 | RBC | 紅血球 | 5.18 | | M:4.5-6.0; F: 4.0-5.5 百萬/uL |
| 19 | Hb | 血色素 | 15.2 | | 13.5-17.5 g/dL |
| 20 | Hct | 血球容積比 | 45.5 | | 41-53% |
| 21 | MCV | 平均血球容積 | 87.8 | | 80-102fL |
| 22 | MCH | 平均血球血色素 | 29.3 | | 27-34pg |
| 23 | MCHC | 平均血球色素濃度 | 33.4 | | 30-36 g/dL |
| 24 | Platelet | 血小板 | 238 | | 150-450 千/uL |
| 25 | 血液常規 | 血液常規 | . | | |
| | ==== 尿液常規分析 ==== | | | | |

--------- 列印日期/時間：108/01/11，下午 09:03:29---
(R):Recheck確認(H):Hemolysis溶血(C):Chylus乳糜(F):Equivocal不明確的(D):Dilute稀釋(Y)Verify審核
醫檢師： 吳靜怡,林怡伶,郭雅婷
本報告僅供醫師(醫療)參考且僅對本檢體試驗有效.
本報告不得作為廣告及法律用途,若違此聲明,概不負責.
審核：蘇素慧
第2頁

我的血糖及血脂目前也在正常範圍內。飯前血糖及血脂肪抽檢，是用來評估代謝症候群所引起的腦中風風險。根據腦中風的流行病學研究，這些標準可能每隔幾年會調整變動一次。一般性的血液檢查，則是初步排除貧血、血容積增加，或白血球、淋巴球等特異性變化可能導致的血液學病變。

# 02

## 以中西醫觀點認識「腦中風」

—— 腦中風的簡易判斷與常見謬誤

在西醫我是腦神經專科，但在中醫領域，我就成了各科重症照會的「無極限科」。

橫跨中西醫的訓練讓我以更全面的思考角度，來看待腦中風這項重症的成因與治療方式，也因此採取最合宜的方式救了後來腦中風的自己一命。

正式討論腦中風防治之道前，我想先談談我所受到的中西醫專業訓練。1989 年大學聯考放榜後，我的成績可以有幾項選擇，一、捨棄生物科成績，填寫第二類理工組的志願，當時可上清華大學工業工程系。二、填寫第三類醫組志願，當時可讀陽明大學牙醫系和中國醫藥學院中醫學系。毫無疑問的，第三類醫組是我從小的志向，但到底要選牙醫系還是中醫系，著實讓我傷腦筋。

　　牙醫系要讀六年，但當時牙口矯正、植牙及與牙齒醫學美容等相關自費項目，並不似現在蓬勃。中醫系則要讀七年，而且很多學分課程開在寒暑假，甚至還有必修零學分的課，簡而言之，讀中醫，很硬！

　　再加上當時中醫檢特考尚未廢除（2001 年已全面廢除），有可能寒窗苦讀七年之後，因為考不上而無法執業；也有人說到補習班蹲個幾年，檢特考也能考取中醫執照，又何必花七年的時間繳這麼多學費呢？這對家境狀況不好的我來說，並非令人滿意的選項。

　　四處求教之後，我才知道中醫學系也可以考西醫執照（中西醫雙主修），索性決定把自己的未來賭上。沒想到，多年後的今天，牙醫自費項目的經營正夯，而中醫自費收益呢？可說是如人飲水，冷暖自知。但我後悔當年的選擇嗎？絕對不會。

## 針灸學專長的養成經歷

當時中國醫藥學院（現已改制為大學）的大一生都在北港校區讀宿，要到大二後才回到台中校本部上課。回到校本部上課後，我就跟著同學去針灸教學私塾研習，學校的針灸學課程則安排在大三。針刺（Acupuncture）和艾灸（Moxibustion）是中醫學的五術之一，另外有藥毒、砭石（刮痧）、導引和推拿按蹻。在以《黃帝內經》為台灣中醫學教育藍本的架構下，除了使用中藥以外，都是外治法，而依照西醫的治療手段分類，針刺算是唯一的介入性治療，相當於西醫的開刀或打針。

我在服役期間準備中醫師執照考試，對針灸學特別有感覺，因為部隊長官知道我是中西醫學背景，時不時要找我針灸。於是乎，為了長官的疑難雜症，自己研讀了《針灸大成》、《刺灸心法》好幾遍，讓我對於針刺更有心得。

退伍後，我申請到林口長庚醫院中醫部當針灸科住院醫師，當時林口長庚中醫部已成立三年，王永慶創辦人的高瞻遠矚令人印象深刻，他認為中西醫雙主修醫師未來在從事中醫前，務必要考取西醫專科醫師，方能與西醫同儕建立共同的對話平台，而我對此信念奉行至今。

按照當時的中醫住院醫師訓練計劃，第二年起我要轉入西醫的某項專科做訓練，但是在衛生署（現衛生福利部）委託教

學醫院的專科醫師訓練分配容額限制下，我無法如願進入自己最想從事的腦神經專科。為了尋找別的腦神經專科訓練途徑，我申請到彰化基督教醫院擔任腦神經科住院醫師。當年因為住院醫師人力缺乏，三個住院醫師得排輪休照顧 50 床病人，而且也沒有神經科加護病房。

## 腦神經專科的培養過程

1999 年「九二一」大地震，受到六級地震影響，睡在宿舍上鋪的我被搖下來以後，衣衫不整的就開車往醫院衝，一到院看到病房天花板散落，連忙查看每間神經科病房、病床，確認病人無恙，最擔心的還是使用呼吸器的病患，準備一跳電或斷電，就要手動壓氧氣球。

在彰基工作三年半，地震的那一夜讓我終身難忘，而這裡的神經學訓練也讓我收穫滿滿，期間我遇到 85 歲的蘭大弼醫師[8]（David Landsborough IV，1914-2010）回彰基探視，他的神經理學檢查已做到出神入化的境界，甚至連手指第一關節都能敲出病人的反射反應。由於當時腦中風病患的影像還無法從電腦列印出來，為了對照病人體徵，我直接在大腦電腦斷層圖上描繪病灶處，附在病歷上，方便查房或回顧紀錄時翻閱，這也加

8　彰化基督教醫院榮譽院長，專精於腦神經內科。其父蘭大衛為彰化基督教醫院創辦人。

深了我對於腦中風病徵結合臨床特徵的學習。

　　擔任彰基神經科住院醫師第二年，趕上升等醫學中心的行列，為了排上假日連休，常常必須從星期六早上七點，一直輪值上班到星期一下午五點，現在回想起來，都覺得自己和病人的處境很危險。就在這麼吃緊的人力上，我無意間發現一個照顧腦中風生命徵象不穩定病人的方法，形成後來的氧氣面罩研究。住院醫師第三年幾乎都投入在相關研究的醫學論文探索，2003 年二月，就在離開彰基的那個月，我考取了西醫醫師執照。

　　離開彰基後，我回到家鄉高雄發展。經過將近半年的資歷審核，我於 2003 年九月正式進入高雄長庚醫院服務，先到腦神經科擔任住院醫師，兩年後考取腦神經專科醫師執照。期間，

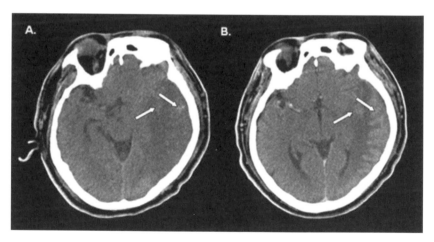

A 為左腦大範圍梗塞患者急性期的電腦斷層，在急性期持續供應氧氣面罩 40% 的流量，B 為三天後的電腦斷層，其梗塞部分大腦迴已消腫，顯示大腦皮質功能正在恢復。

我沒有間斷過急性腦中風病人的氧氣面罩使用研究，也因此結識許多不同專科領域的同事，像是協助我完成針刺光明穴的功能性磁振造影（Functional MRI）的放射科同事。

經過共 13 本國內外醫學雜誌反覆投退稿的「折磨」，等我 2006 年從腦神經專科歸建中醫部後，〈氧氣面罩輔助急性腦中風病患〉論文才被《神經學檔案》（*Archives of Neurology*）接受，也因此從陳前院長肇隆教授手中接下當年度全長庚醫療體系住院醫師論文首獎的獎勵，隨後得到台灣腦中風學會杜世彬博士論文獎，是系出中醫門的第一人。

## 選一條少人走的路

回歸中醫部初期，腦神經科前輩和同儕有的訕笑、有的惋惜，覺得我怎麼會走回中醫的老路？多數擁有中西醫雙專長的人，大多選擇走西醫這條主流道路。我並非不清楚這個道理，當初就讀中醫學系的初衷也是因為能考西醫專科，但是因為這幾年的臨床經歷，我已看清自己的醫療任務。

西醫腦神經專科醫師人才濟濟，不缺我一人，但擁有腦神經專科再走中醫的醫師屈指可數，我想利用西醫的臨床研究能力，來驗證中醫診治的藝術。2007 年 5 月 3 日，高雄長庚醫院開設了中醫全自費病房，我銜命擔任開房主任直至 2013 年 12

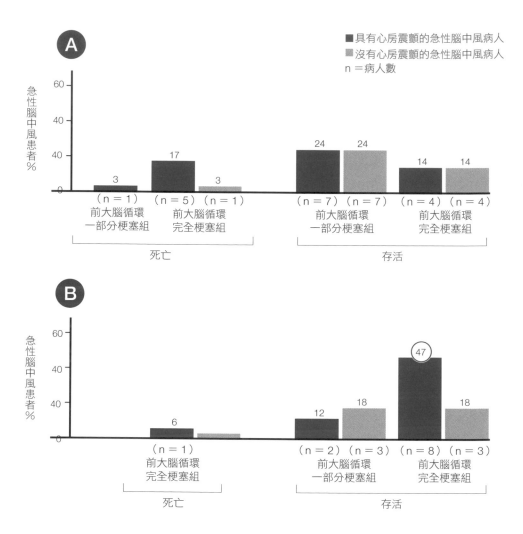

A 為使用一般氧氣鼻管之急性腦中風患者（29 位），B 為使用 40% 流量氧氣面罩的急性腦中風患者（17 位），研究顯示使用 40% 流量氧氣面罩之急性腦中風患者若具有心房震顫者，存活率高於使用一般氧氣鼻管之患者。

月 31 日離職。期間接受很多西醫同事的後援，也有更多到各科西醫病房施作針灸治療的機會，就連西醫同事本身或家眷有身心困擾時，也會找我尋求解決之道。

從內外科病房到加護病房，從成人、孕產婦到新生兒重症，回歸中醫部門反而讓我有了更廣大的服務對象。在西醫我是腦神經專科，但在中醫領域，我就成了各科重症照會的「無極限科」。橫跨中西醫的訓練讓我以更全面的思考角度，來看待腦中風這項重症的成因與治療方式，也因此採取最合宜的方式，救了後來腦中風的自己一命。

## 中醫學理淺談腦中風

「中風」一詞，其實源自中醫學理的「外感」病症。什麼是外感？通俗的說法就是感冒，也就是由病毒引起的上呼吸道炎症反應，症狀或有發燒、頭痛、全身痠痛到腸胃不適的廣義詞。

不過，民國以前的中國，西醫理論已有相當程度的流行，為了讓描述疾病的方式更為容易在中國推廣，西醫學名詞假借了相當多的中醫學名詞轉譯成中文，當時腦血管疾病所引起的症狀，對照隋朝巢元方的《諸病源候論・中風候》，將之稱為「中風」，之後「中風」一詞的意義，就漸漸從傷風感冒，轉變為

---

9　參考文獻：日本・丹波元堅《雜病廣要・中風》。

腦血管疾病[9]。台灣使用「中風」的英文詞源自「Stroke」，原意是「打擊」，美國心臟學會以這個字作為在臨床上發生緊急的血液循環障礙的通詞，包括心肌梗塞（Heart Attack）或腦中風（Bain Attack）都可使用「Stroke」這字。

是以在台灣，腦血管疾病所引起的臨床神經學相關症狀，稱為「腦中風」，俗稱「中風」。而中國大陸則以「猝中」或「卒中」來翻譯「Stroke」這個字的涵義或臨床狀態。

為何要先描述「中風」這個詞的引用緣起？因為這牽涉到中醫師治療腦中風時使用的語彙。《諸病源候論‧中風候》裡所探討的中風現象，泛指各類型的神經肌肉病症，也不乏因外感（病毒）所引起的腦神經疾患。「風為百病之長（ㄓㄤˇ）」，是描述氣候或體內環境變化，產生疾病狀態的一種致病因形容。《諸病源候論‧中風候》以專章探討了各種臨床常見的神經肌肉症狀或腦神經疾患的臨床表現，舉凡顏面、肢體、軀幹癱瘓或痙攣，癲癇發作，感覺異常，動作障礙或運動神經元疾病、頭痛以及致命性的腦血管緊急狀態，都涵蓋在〈中風候〉專章中。

古代醫者也有疾病分類的概念，先理解病徵，再經由辨證，尋找治療之道。疾病分類是為了更有效率的處理該疾病的相關問題，然而很多臨床症狀相似的腦神經疾病，在古代沒有透視人體的影像輔助，也沒有神經生理電器變化的檢測，或是沒有

基本的血液學分析儀器的情況下，以現代醫學的角度來看，〈中風候〉中所陳述的致病源有許多重疊或模糊的地帶，致使釐清致病機轉的難度增加，降低了療效的一致性。

中醫學將中風的嚴重程度依照輕重大致分為四級，中絡、中經、中腑、中臟。前兩者與後兩者以「有無意識障礙」作為界線。以下擇要引用中醫古文，一窺文言文如何形容中風的臨床症狀：

蓋口眼喎斜，肌膚不仁，邪在絡也；

左右不遂，筋骨不用，邪在經也；

昏不識人，便溺阻隔，邪在府也；

神昏不語，唇緩涎出，邪在藏[10]也……

——《醫宗金鑒》[11]

其為病則有臟腑經絡淺深之異。

口眼歪斜，絡病也，其邪淺而易治。

---

10　「喎」作「歪」字解，「府」通「腑」字，「藏」通「臟」字。

11　全書九十卷，清乾隆朝時政府編著的大型醫學叢書，由供奉內庭太醫、太醫院右判吳謙奉敕主編，後收入《四庫全書》之中。

手足不遂，身體重痛，經病也，邪差深矣，故多從倒仆後見之。

卒中昏厥，語言錯亂，府病也，其邪為尤深矣。

大抵倒仆之候，經府皆能有之，其倒後神清識人者在經，神昏不識人者在府耳。

至於唇緩失音、耳聾目瞀、遺尿聲鼾等症，則為中藏，病之最深者也。然其間經病兼府者有之，藏病連經者有之，腑臟經絡齊病者有之，要在臨病詳察也。

——《金匱翼》[12]


若以美國國衛院健康中風量表[13]（NIHSS）來比對上述中醫對中風嚴重度的分級，由輕度到重度，大致可分為：中絡 1-5 分，中經 6-13 分，中腑 14-21 分，中藏 22 分以上。

在西醫學中，因長時間以來，神經科住院病患逾七成是腦血管病相關的病患，且腦血管疾病患者在臨床的急性期到恢復期間，需要更多神經復健專業的人力物力投入，美國心臟學會（American Heart Association, AHA）將腦血管疾病獨立出來，成立美國中風學會（American Stroke Association, ASA），以神經科醫事人員為主要成員，是以全世界漸漸將腦血管疾病歸於神經科職掌，體循環仍屬心臟科管轄。

## F.A.S.T，腦中風簡易判斷指標

　　略知腦中風在臨床上的中西醫診斷異同點後，應該談談在生活中實際面對的中風症狀該如何做判斷？常見的「面癱」或稱「顏面神經麻痺」，是最容易引起一般人焦慮不安的神經肌肉症狀。因為顏面神經發炎或病毒感染的續發性問題，會引起半邊臉麻痺不動，無法闔眼及唾液自流，常常會被一般人誤解為腦中風。

　　顏面神經發炎或病毒感染的面癱，與腦中風所致的面癱最明顯的區別在於「額頭」。顏面神經問題引發的面癱是屬於週邊型的神經失能，神經支配的前額肌無法動作，導致額頭的抬頭紋也消失；腦中風所致的面癱是屬於中樞型神經引起的運動控制失能，但是因為兩邊的前額肌是由左右兩大腦半球雙支配的關係，若只有一邊大腦半球發生腦中風時，兩邊的前額肌仍可不受影響的收縮產生抬頭紋。

　　至於面頰部肌肉（不含眼睛以下部分）是由兩大腦半球單支配的緣故，仍會呈現對側邊的面頰癱瘓。

---

12　為清代名醫尤怡所著，全書共八卷。此為尤氏補充其所著《金匱心典》而作，故稱為《金匱翼》。

13　該量表有 11 大項，其中有幾個次項，共15個評分項，採嚴重程度累計加總。完全無神經學障礙為 0 分，滿分為 40。但實際能測量的病人最嚴重只能評到 38 分，由於有一項目是需要在病患能配合指令時才能評估，所以會有一項 2 分不列入計算。量表評分屬於專業範疇，有許多前提，是故不在此贅述。

簡言之，是否源於腦血管病變產生的面癱，若抬頭紋無法動作，那就不是。此外，肉毒桿菌的注射也能麻痺面部肌肉，所以要確診是否為腦中風，還有很多的臨床要件必須綜合研判，例如除了半邊臉部表情消失，有無合併感覺低下？有無同側或對側肢體麻痺無力？說話流暢度有無受影響？甚至專注力不足或意識反應遲鈍，都是腦中風當下很可能出現的症狀。為了讓民眾更敏感的意識到腦中風的徵兆，台灣腦中風學會制定了一個容易理解的口號——中風簡易判斷（F.A.S.T）四步驟：

**Face（臉部特徵）**：微笑或觀察兩邊臉部是否對稱。

**Arm（手臂力量）**：平舉雙手，觀察是否有一隻手無力下垂。

**Speak（說話表達）**：請患者說一句話、觀察是否清晰且完整。

**Time（時間）**：明確記下發作時間，立刻送醫爭取治療的時間。

而 FAST 這字也在提醒大家，遇到上述狀況就是盡快送醫，因為缺血性腦中風（腦梗塞）在發生三小時內是評估是否施打靜脈血栓溶解劑（rt-PA）的黃金時間窗（Golden Time Window），六小時內是實施微導管動脈取栓術的黃金時刻。

由於腦血管疾病非一般民眾急救所能處理，面對疑似腦中風徵兆出現時，最好馬上用手機打「112」緊急救難號碼 [14]。同時，醫護人員在醫院外的遠端處理腦血管急症時，務必確切記下發生的時間和地點，預做了什麼醫療措施，最重要的就是盡快送醫，在尚未以影像證實是腦出血或梗塞前，絕對不能投予任何藥物。

## 常見謬誤，腦中風與體型無關

除了把顏面神經發炎或病毒感染的面癱誤以為是腦中風之外，民眾對腦中風的常見謬誤，就是以為胖子容易腦中風。一般認為肥胖是代謝異常的代表，有了「三高」便離腦中風的風險更近，然而在臨床上，腦中風與體型無相關性，常常是病患在腦中風時，才知道自己有高血壓或糖尿病的潛在因素。

所謂的三高──高血壓、高血糖、高血脂，統稱「代謝症候群」，是身體循環系統出現障礙的主要危險因子。的確，全世界腦中風預防的大型研究結果，幾乎也都與代謝症候群有關，避免或延遲代謝症候群的出現，是每個人都該注意的事。

一般來說，BMI（Body Mass Index）值超標和代謝症候群

---

14　參考文獻：Jing Zhao, et al. "Stroke 112 - A Universal Stroke Awareness Program to Reduce Language and Response Barriers"，Brief Report，Stroke. 2018;49:1766-1769.

有較大的關聯，但並不代表胖子一定就會腦中風。也就是說，腦中風與代謝症候群相關，而非對應病患的體型，不過由於近年來以身體質量換算為準據的 BMI，已成為評估是否發展成代謝症候群的一個預測值，還是鼓勵大家要時時檢視自己 BMI 的參考值。

此外，大部分民眾只知道心肌梗塞的致命性，卻常常忽略了腦中風的致殘性。腦中風病人需付出的康復代價，除了長期投入與復健相關的人力、物力以外，再加上照顧失能者所必要的家庭照護者，衍生出兩個生產人力的損失，開銷遠比心肌梗塞的相關處理費用要高，這些都是國家社會家庭的長遠負擔，因此一旦親友發生疑以腦中風的跡象，也再次提醒，千萬別拖延，趕快就醫才是上策。

## ▌對腦中風常見的 5 大誤解

- **胖子容易腦中風 ✗**

  腦中風與代謝症候群相關,而非對應病患的體型。

- **冬天容易腦中風 ✗**

  腦血管疾病患者的好發期,通常是在春夏或秋冬季節交替時。

- **飲食清淡或素食就不會腦中風 ✗**

  健康的身體,營養必須均衡,過少的油脂、水分、肉類(必需胺基酸)都會造成血管質變。

- **下班勤運動就不容易腦中風 ✗**

  工作壓力與疲累的舒緩,應該以軟式的休閒活動為主,身心疲憊之下運動除了容易發生意外,還可能造成心腦血管休克。

- **家族有人腦中風,我一定腦中風 ✗**

  家族遺傳體質並非決定腦中風的主要因素,雖然比一般無家族遺傳者多,但沒有必然性。

# 03

## 75% 的人沒有想像中健康
—— 飲食不當＋壓力＝引發腦中風危險因子

41 歲就腦中風，這在國際標準上的定義屬於「年輕型」，癒後我藉由自己的個人生活與工作簡史，來探究什麼樣的健康狀態與腦中風有關。

從那刻起，我禁絕食用精緻麵包及奶茶、拿鐵等混合性飲料，因為吃了這些東西不僅會忘記正餐的可貴，也容易引發胃脹或胃食道逆流。

年紀 41 歲，腦中風。

這在國際標準上的定義屬於「年輕型」腦中風，意思是除了調查罹病體的腦中風危險因子外，還要特別調查與腦血管病發生的家族、遺傳等可能相關因子，包括家族史、基因遺傳的可能性、自體免疫疾病產生的血管或血液潛在病變、先天心臟病或腦血管結構異常導致血液動力學上的異常等。但是通常在調查與腦血管病發生的家族、遺傳等可能相關因子時，個人或整個家族的生活史所造成的生活型態和飲食習慣，卻難以被列入風險因子的觀察研究中。

其實，飲食習慣是造就諸多疾病的潛在因素，除了偏食或不對稱飲食[15]，還有文明世界裡開發的各種人工新食材和料理、受化學汙染的食物等，食入後毒素會囤積在身體裡，再加上基因改造的動植物衍生性食品，都會讓原本只適應天然食物的人體生理運作面臨嚴峻的挑戰。

另外，生活型態與工作型態也強迫人體改變「日出而作、日落而息」的生理時鐘，絕大多數人都不清楚這些生活及飲食習慣改變所帶來的風險，而且文明病與生活史的關聯性研究範圍相當廣泛且複雜，也就難以被列入風險因子的觀察研究中。但其實，我們並沒有想像中健康。

---

15　不對稱飲食，係指暴飲暴食、飢不擇食，或是飲食的次數、頻率或分量不定。

根據世界衛生組織（WHO）分析，全球有 20% 的人口是真的生病，約有 75% 的人口為「亞健康」狀態，真的稱得上健康的人只占 5%。「亞健康」指的是一種似病非病的狀態，雖然沒有確切病症，但也稱不上完全健康。也就是說，有 75% 的人在身體檢查時未發現任何疾病，但是確實感覺到生心理不適，其中包含情緒不穩（焦慮、疲倦、易怒、愛哭、壓力大等）和生理失調（頭暈、多汗、失眠、消化不良、胸悶、掉髮、抵抗力差、口乾舌燥等）等症狀。

亞健康狀態若持續惡化，很有可能轉變成心理疾病或成為代謝症候群（高血壓、高血脂、糖尿病等相關問題）的前期徵兆，而全世界腦中風預防的大型研究結果，幾乎也都與代謝症候群有關。

## 生活型態造成氣喘體質

亞健康狀態和人們的生活形態、飲食習慣有關，而生活型態和飲食習慣兩者之間會有交互作用。以我自己來說，我出生在旗津山腳下的小漁村，小時候不知道什麼是運動，一群孩子在沙灘上追著沙蟹跑，追到牠躲進洞裡，再奮力的灌乾沙，扒開一堆沙把牠找出來，就是漁村孩子的課餘活動了。那算是運動嗎？大概只能算童趣。

小時候我也不知道什麼是海鮮，因為日常三餐大都是吃海產，從昆布、鳳螺到花枝丸、魚蝦蟹都算是正餐裡的基本菜色，反而牲畜肉品才是偶爾吃到的奢侈品。長大離家在外求學，才知道同學口中所說令人垂涎的海鮮大餐，原來只是家裡的日常食物。

坊間有此一說，認為吃海鮮與血液中的高膽固醇有強度的關聯性，而高膽固醇飲食等易增加腦中風發作的可能性。這個說法其實是可議的，在生理上，先是個人的肝臟代謝出了問題，才會導致膽固醇代謝異常，而且膽固醇也不全然是因為吃高膽固醇食物（如內臟類、帶殼海鮮類等）而來的，因為從食物中來的膽固醇只占三分之一，其餘三分之二是由肝臟製造來的，所以膽固醇過高和常吃海鮮沒有直接相關性。

因此，常吃海鮮≠膽固醇過高≠容易引發腦中風。

小時候我雖然有吃不完的海鮮大餐，但可沒有條件吃成過胖，加上我的個頭小，方便進出一些體型受限制的工作環境，又是家中長子，上了小學以後的課後活動，就是跟著父親幫人整修水電、鑿水井、洗大樓水塔等以貼補家用。

原本還算是個健康寶寶的我，國中時期在極度的升學壓力下，健康起了變化，開始有支氣管氣喘的症狀。罹病原因不明，當時令父母傷透腦筋。推敲起來，可能和小五、小六時經常隨父親於冬天凌晨泡在深及胸口的海水，捕鰻魚苗而導致受寒有關。

## ▋ 怎麼吃才能保護肝臟？

- **多攝取維他命、礦物質和抗氧化物**

  尤其抗氧化物對肝細胞的修補有很大幫助。

- **攝取足夠的蛋白質，尤其是必需胺基酸**

  素食者要考慮攝取蛋和奶，必需胺基酸是肝臟修補不可或缺的營養素。

- **減少食用油**

  油炸油炒盡量改為用烤箱燒或蒸。燒烤物避免食用碳化的部分。

- **減少攝取脂肪**

  可選擇脂肪較少的肉。

- **少吃辛辣、刺激的食物**

- **少吃加工食品**

  防腐劑、人工色素、人工甜味料等添加劑都須經由肝臟解毒。

中學時期是大學聯考競爭的初階，很重視學區的阿母透過各種關係，讓我越區就讀七賢國中 [16]。為了上學，我必須每天騎單車上下渡輪，早上一出鼓山渡船頭，就戴著口罩一路往學校狂奔。現在想想，棉質口罩也擋不了太多粉塵和排放廢氣，只會讓呼吸更困難。

　　那時只要熬夜讀書就氣喘，冬天搭船吹到凍骨的海風氣喘，太累想睡時也氣喘。甚至發成績單時怕被老師處罰，趕不及上課時心情緊張，都會氣喘。有時候在課堂上喘起來，導師還親自開車送我到鼓山渡輪站讓父母來接。對國中的記憶就是在趕時間補習、升學壓力與氣喘中打轉。

　　正因為小學、中學時期，我的身高體重不足，氣喘與鼻過敏不斷，父母親到處求神拜佛，詢問民間偏方，也非常費心的燉煮放山烏骨雛雞藥膳補我的身子，為了找合適的放山烏骨雛雞，最遠還曾從旗津騎機車到台南玉井的山上買雞。天下父母心，為了怕我吃膩，還偶爾摻雜塞滿人參鬚的燉豬心，漸漸的我因此不畏中草藥味，還從習慣到喜歡。到了國三準備高中聯考時，氣喘體質也真的改善了不少。

　　在全家人的助力下，我順利吊上高雄中學的車尾，自此以為未來一片坦途。為了方便在車上閱讀或睡覺，就讀雄中時期

---

16　當年大高雄地區的升學重點學校為三民國中、五福國中、七賢國中，號稱「三五七」。

我就不再騎單車，而以公車為主要交通工具。雄中匯萃了周邊鄉鎮各路高手，怎麼讀好高中課程令我傷透腦筋，總感覺人家是談笑用兵，我是如履薄冰，壓力不亞於國中時期。

曾是旗津國小高年級數學競試全市資優生、當年全旗津唯二考上雄中的我，進了雄中就讀的第一次段考就被打趴，從此高中三年成績一蹶不振。高中時期的我一方面怕學科被當，一方面又怕自己辜負了家人和師長的期待，在看似光采的雄中制服下，其實潛藏著一顆虛榮又焦慮的心靈，是以平日孤傲而封閉，盡可能的遠離人群，也畏懼社交。在這樣的情況下身心怎麼會健康？氣喘病又重新糾纏上我。

## 飲食習慣導致亞健康狀態

幸虧有好的補教老師協助，雄中畢業後在補習班半工半讀了二年，我考上中國醫藥學院（現中國醫藥大學）七年制中醫學系。擺脫高中的慘淡，我在就讀醫學院時期，決意強化自己的身心，除參加學聯活動、加入社團，學習人際關係之外，也瘋狂打籃球鍛鍊體魄，氣喘的情況大有改善。

在外求學，外食是常態。當時坊間時興泡沫紅茶店，閒暇之餘不是泡在店裡喝珍珠奶茶，就是人手一杯帶到球場上，社團活動期間開會腦力激盪，更是一大袋手搖飲料在旁伺候著，

外加鹹酥雞當宵夜。大學時期我的日常飲品，已經不知道什麼是白開水，只有市售罐裝飲料和手搖飲；速食和麵包更是大學時期填肚子的重點食物。其實，注重養生的中醫系大學生不是沒有，只是我不在那群。

以中醫的觀點來說，我的體質屬血虛風燥證型，肇因於長期營養不均衡，導致我成為「敏感」人物。我的過敏體質完整具備了三個階段的症狀——過敏性鼻炎、氣喘、異位性皮膚炎，感覺上已經注定處在亞健康狀態了。過敏性鼻炎、氣喘是我自小就有的病灶，大二時，有次在租宿房間裡氣喘再度發作，恰好當時剛學針灸，就現學現賣自行扎針，技術不成熟，當然沒有緩解症狀，最後還是狼狽的騎摩托車到醫院急診室裡求救。

至於異位性皮膚炎則是肇因於大學時期飲食習慣太差，導致身體出現莫名的瘙癢，不自覺的發生在頸部或四肢，癢到抓成慢性皮膚炎；有時瘙癢處會突然移位，就這麼在身體兜圈子，後來才知道這是異位性皮膚炎（Atopic Dermatitis），中醫學裡屬「風疹」的一種。

大學讀七年也算夠久，雖然飲食習慣不好，但因為維持了運動習慣，體能改善很多，後期除了異位性皮膚炎偶爾發癢外，其餘症狀很少再出現。畢業後兵役體檢，原以為自己會因氣喘病被刷掉，但是做呼吸功能測試時，竟被判定為「非發作狀態」，於是我很順利的達到低標——乙種體位。

但是正式入伍後，痛苦的事就來了。

營區裡必然有塵土，有半夜查哨，有日曬出操，還有盯緊你的連長。所以我看似體魄強健，但氣喘症狀卻沒斷過，同袍睡覺時是鼾聲，我睡覺時則是哮鳴聲。最令人精神緊繃的傘訓期間，最關鍵的訓練是著地滾翻和跳台高塔，這兩種訓練要求跳傘時不能往下看，偏偏人性使然，一定會低頭看，此時交感神經興奮、心跳加速，支氣管完全擴張到極限。跳傘時呼吸不成問題，但停訓休息時我就會出現氣喘哮鳴的症狀。當時的處理方式就是隨身攜帶支氣管擴張劑，噴兩下就好。

1997 年服役中期，遇上至今仍令我印象深刻的豬隻口蹄疫。偶蹄類動物是該病毒攻擊主要目標，造成屏東當地的豬舍大流行，司令部接獲上級指示，由衛生連受命出勤務，處理病死豬隻。我時任衛生連排長，被連長指派擔任先鋒部隊的帶隊醫官，前往長治鄉災區現場。

依照豬舍主人的引導進入豬圈，當時豬隻約有三分之一在走動，三分之一躺著懶得動，另三分之一一動也不動，也無呼吸起伏。長達一個月的時間，部隊駐紮在長治鄉，半個月在萬丹鄉，在滿布死亡豬隻的區域進行掩埋作業，已罹病的豬隻則進行撲殺。

防疫作業造成在場人員極大的身心壓力與恐懼，身為現場待命救護醫官，白天要照顧看到豬肉就噁心的部隊弟兄，夜寢

時也常被阿兵哥的各種夢魘哭聲驚醒，甚至有近三分之一的連隊弟兄，出現了發燒等類流感症狀。或許是責任感上身，那段期間我的過敏體質竟然出奇穩定，鼻炎、氣喘都沒發作過。

## 壓力＋飲食不當＝引發腦中風的危險因子

退伍後我到林口長庚中醫部擔任住院醫師，一年後轉申請到彰化基督教醫院神經科，住院醫師超時工作如同跑馬拉松一般，有時為了可以休連假而調配值班，必須從週六的早上七點開始上班，一直到週一下午的五點才能下班。

奇怪的是，連續上班 58 個小時，或是值夜班時被護理站叫醒個四、五次，我的鼻炎、氣喘竟然也沒什麼發作，頂多就是睡眠不足，開晨會進行病例討論時腦筋打結。住院醫師超時工作，造成失憶、猝死的悲劇時有所聞，但對我來說，這正是實踐小時候體弱多病，所以希望自救救人的心願，即便任務再多、工作再忙，身心還是有著生活踏實的舒暢。

之後因為想返鄉發展，我申請到高雄長庚中醫部，在中西醫專科共訓的制度下，取得神經專科醫師的中西醫執照後，歸建中醫部針灸科。回家鄉服務是心之所嚮，在高雄長庚的打拚過程雖然疲累，但過敏體質在此期間已改善九成以上，只有偶爾太疲憊，在深睡時有點哮鳴，或是偶爾手肘皮膚炎處有些發

癢，鼻炎症狀倒是完全沒有發作過。

就我自己的經驗是，「忙碌」不一定是腦中風的危險因子，從當兵到住院醫師時期，我的生活忙碌但還算是身心健康。一直到 2008 年底，我急切的想要在自己 40 歲時有更多作為，戮力推動各種與腦中風相關的中西醫合治臨床研究與計劃，一口氣拚了包括國健局、衛福部（前衛生署）、國科會等共五個計劃專案，還投稿二份醫學論文開始，心理上承受莫大的壓力。

再加上當時我還是成大醫工所的博士生，分身乏術之下，飲食又回到大學那種抓個麵包、喝杯咖啡解決一餐的狀態。簡單來說，當時我的身體情況就是處於一種心理壓力奇大，但又營養不良的狀態。

身為中西醫合治的腦神經專科醫師，我並非沒有風險意識，為了不加重自己的精神壓力，索性向已讀了二年的成大醫工所博士班辦休學，想趁著 2009 年的農曆年假好好休息、放鬆。沒想到，才過完農曆年假，2 月 25 日我就腦中風了。

追溯我的致病因子，應該算是有家族史，兩位祖母、一位祖父以及家父，都有腦中風史，而且三代腦中風的年紀，有越來越年輕化的趨勢。但是，除了家族史之外，癒後我藉由個人的生活與工作簡史，探究自己的健康狀態與 41 歲就腦中風的可能關聯，我認為「心理壓力」加上「飲食不當」，才是引發腦中風的危險方程式。

中風之後，我禁絕食用精緻麵包、奶茶、拿鐵等混合性飲料，因為吃了這些東西不僅會忘記正餐的可貴，也容易引發胃脹或胃食道逆流。以時下的生活型態來看，對於人體來說，正餐或點心其實已難區分。因為在米麵食的正餐外，商業化的食品隨手可得，像是速食、泡麵、麵包蛋糕、拿鐵、奶茶類等飲料都含括在內。

人是哺乳類動物，所有哺乳動物都有生理恆定機制，透過遺傳因子的表現，從胚胎到死亡，舉凡循環、消化、呼吸、免疫等系統都是自動化持續作業；這些恆定的生理時鐘，透過自律神經系統及內分泌系統調節身體各組織和器官的運作。

由於生理恆定機制，大多數哺乳動物可能因為對未知的環境適應不良而無法生存。但是，善於挑戰與探索未知的人類，卻運用科技的輔助，不斷的以基因改造原物種的某些特質，以化學物質填補食材的缺陷，對動植物進行改良與創新，以滿足（瞞騙）人類自己的味嗅覺。

這些「被改變」後的食物，對人體來說就是一個未知的環境。一般人是否思考過這些被改變後的食物對消化系統的影響？You are what you eat（人如其食），這句流傳已久的通俗諺語，適切表達了這些被改變後的食物對身心的長期影響。

## 引發腦中風的代餐食物

中醫有個觀點，「胃不和則臥不安」。意指胃部不適，除了會影響到消化系統之外，神經系統也會受到干擾。食道逆流或胃脹，會影響到睡眠品質，讓精神狀態產生焦慮感或煩躁不安，因為胃脹會造成心悸或胸悶，而胃食道逆流則是會引起咳嗽或後鼻咽道敏感，還有食物接觸性造成的皮膚疹，這些症狀都難以釐清到底是食物本身引發的過敏現象，還是食物被改造後對人體造成的影響。

此外，拜化學工業的科技進步所賜，起雲劑、乳化劑和抗氧化劑等，還有各種叫得出名字卻不知道長期食用是否有問題的食品添加劑，坦白說，沒有具體的證據支持這些化工添加劑對人體的害處。在醫學研究上，除非是長期追蹤一群特定的對象一、二十年以上，而且為數眾多，才能濾過其他飲食因素的共伴影響，得到較為嚴謹的觀察結論。

我想談談飲食問題對於健康的影響，是因自己在腦中風前就是這類人工「代餐食物」的好用者。也許會有人認為，個人造業個人擔，只有少數人會天天使用這類飲食，但別忘了幼稚園的孩子，從小就習慣於「便利」的飲食內容，自然會成為未來幾十年屹立不搖的代餐產業支持者。

要記得一件事，天然的食物無法抵抗氧化，無法抵抗微生

物繁殖，無法抵抗溫濕度的改變，除非是以物理、化學的方式加工，甚至從最根本的基因改造才有可能長久保存。但是，那些腐敗不了的食物，你的腸胃道該如何分解消化？

就消化生理而言，分解消化食物的程序從「看見食物」開始啟動，入口咀嚼開始分解，視覺、嗅覺和味覺一起作用，讓吞嚥食物更具正當性，經由視覺、嗅覺和味覺的共同作用，人體自然會摒棄不恰當的食物。除了保護人體以外，食物的色、香、味，也會讓消化系統提前做準備，等食物真正被吞下肚後才不會被閒置，這是人體對食物所產生的一種生理反射，以加速分解消化的過程。

但是人體不會知道，食物的色香味是模擬的，還是真實的？正是這樣的感官欺騙，帶來無法想像的飲食危機。

在消化系統中，胃是一個非常重要的器官，所有下肚的東西都需經過極高酸性的胃液，還有各種外分泌素，讓食物被鎖在胃的出入兩道閘門——賁門及幽門之間，進行消化分解，只要胃裡被糅合的物質酸度及消化酶達標，幽門就會打開，讓食物前往下一關十二指腸。

按照正常程序，胃所能承擔的分解消化，自然會讓食物往下一關走，但承擔不了的呢？食物會停在胃袋裡，等待更適當的消化液出現。那些以色、香、味矇騙了感官的人工食材，到了胃裡自然無法被原本的消化機制分解，只能等待更多的消化

液分泌，而在等待的過程中會形成胃脹，過度分泌的消化液及胃酸也可能在食道中逆流，胃本身也會因過度的消化回饋及神經刺激產生發炎症狀。

就算這些「代餐」食物已被分解消化了，如何被人體吸收又是另一件令人頭痛的事。通常，代餐食物的熱量可以被計算得出來，但是內含的營養成分卻難以滿足和平衡身體所需，小孩過度接觸這類食物，可能導致營養不良或性早熟，成人過度食用除營養不均衡外，代謝也容易出問題。

相較於代餐，什麼是「正餐」食物呢？真食物是以米、麵為正餐的基礎澱粉來源，符合當前居住在台灣這樣的環境氣候條件。澱粉是血糖的支撐主力，碳水化合物能維持身體能量的運轉，肉品和蔬果是讓身體必需胺基酸及脂肪代謝得以平衡。

在食物的改造過程中，部分營養物質會受到影響或甚至消失，因此人體饑餓時若經常以代餐食物果腹，營養條件就會越來越差，因為饑餓是代表人體需要醣類跟其他營養充分補給的時候。長期營養不良則會導致生理代謝異常，舉凡血糖、血壓、血脂肪、內分泌及神經化學傳遞物都會間接受到波動。所以「人如其食」一點也沒錯，先天遺傳的長相是一回事，至於長得健不健康，後天的飲食習慣影響甚巨。

**真食物 vs. 代餐食物比較表**

| 各類主食 | 真食物 | 代餐食物（再製品） |
|---|---|---|
| 澱粉類 | 各類米飯、麵條、米粉、水餃、粽子、法式（硬）麵包……等 | 高纖餅乾、健康食品、精緻麵包蛋糕、吐司、泡麵……等 |
| 肉類 | 一般魚禽畜肉品 | 肉乾、培根、火腿片、罐頭……等 |
| 根莖蔬果類 | 一般蔬菜水果 | 菜乾、果乾、蒟蒻、洋蔥圈、洋芋片、薯條……等 |
| 乳製品 | 乳酪、牛奶 | 麵包蛋糕、奶油製品、優酪乳、優格……等 |

## 生理系統紊亂造成的災難

除了營養不良以外，「循環系統」與「免疫系統」的紊亂，更是人體健康在文明世界裡的災難性課題，尤其是神經、精神領域的疾病，在不營養的條件下，前兩者很難不被影響到。

在醫療科學上，目前還沒有任何公式能合理計算，什麼樣的營養素才能維持循環系統和免疫系統的正常運作，是以臨床所見，神經退化性疾病、神經免疫性疾病或是身心症等精神疾病患者，其血液常規檢查多半符合常態標準，而且在一般性的健康檢查中，也篩檢不出潛在的神經與精神疾病。

但事實上，人體循環系統其中包含了腦血管及心肺血管循環，一旦循環系統運作紊亂，大都容易引發致殘或致命性的疾病，例如脂質性血栓形成或與脂質相關的血管壁增厚。

至於免疫系統的紊亂則可能造成身體過敏、過度發炎，甚至是腫瘤或癌症，例如末梢血管發炎或血液裡面的發炎物質，這些都可能造成血管阻塞。若人體長期營養不良或營養不足，與身體共生的菌落生態改變，再加上免疫系統運作紊亂，可能連個小感冒都會引起嚴重的併發症，可見許多症狀真的是「病從口入」。

中醫學治病法包含「針刺、砭石、毒藥、推拿按蹻、導引」五術，其中「飲食」和「導引術」[17] 更是養生保健、維持人體健

康的重要基礎。要維持「循環系統」與「免疫系統」的正常運作，除了良好的飲食和運動習慣以外，中醫養生功法也特別注重生理作息。

不符合生理時鐘的作息，等同戕害人體健康，因為體內除了流轉著滋養組織、細胞的營養成分，也囤積許多等著被清運出身體的廢物，舉凡排汗、排尿、排便以及排出體內的二氧化碳，這些廢物的排出都需要營養物質及微量元素的參與，而生理時鐘則扮演「流程控制」的角色，一旦「流程」亂了，廢物無法順利被排出，體內自然積聚許多廢物、毒素，造成一個非常不健康的生理環境[18]。

這就如同以前的我，自覺年輕力盛，常常是「過餐不食」，饑餓時卻是「過食代餐」，造成營養不良。然後，因為工作繁忙，沒有維持運動的習慣，甚至還日夜顛倒、作息不正常。雖然從飲食習慣和生活型態中，查驗不出與腦中風相關的危險因子，但我自己清楚知道，長期過著生理時鐘和飲食節奏紊亂的生活，早已埋下了腦血管異常表現的不定時炸彈。

---

17　導引術：其中最常運用的是，八段錦，五禽戲，太極拳，達摩易筋術、洗髓功等。實施要點需掌握「大、慢、停、觀」四訣。「大」，是指所有動作要盡可能做到最大幅度，只有將肢體各部位都伸展開了、氣血才能順利通過。「慢」，是指緩慢、勻速的完成每一個動作，精神集中、凝神入靜，更有利於引導體內的氣血運行。「停」是指當動作做到最大幅度時，要稍加停頓，保持 3 至 5 秒。「觀」就是「返觀內視」，觀察、體會的意思，在練習過程中要靜靜觀察、體會這些動作，對於身體哪些部位、呼吸、精神、情緒的影響，由動入靜，才能動靜結合。

18　參 考 文 獻：Meng Qu, et al, "Nuclear receptor HNF4A transrepresses CLOCK：BMAL1 and modulates tissue-specific circadian networks", Proceedings of the National Academy of Sciences (2018).

# 04

# 只是吃對食物，並不代表養生

## —— 遠離腦中風的中醫飲食作息之道

人們長時間處在代謝症候群（三高）的狀態中，腦中風的發生年齡已有年輕化的趨勢。

以往年輕型腦中風患者都有可察查的潛在危險因子，近年來卻很難下定論，歸根究柢就是飲食失調、作息紊亂與生活壓力等生理上失衡，再加上缺乏運動，疾病自然提早上身。

如果你以為中醫養生只是教人吃對食物就不會生病，那就大錯特錯了。「飲食有節」，才是中醫對於「吃」的養生觀點，也就是類似現在的「生活飲食健康管理」，可為預防形成代謝症候群多一分防範，降低導向腦中風的可能。

　　在內因致病的基礎上，中醫也強調人要「飲食有節、房事有度、作息有常、勤於四體」。

　　飲食有節，指的是吃東西要有所節制，並符合食物的量、食材的物理本性、季節性和取得來源。中醫認為，不合時節的食物不吃，這是因為每個人所居住的環境，與所在的氣候分佈及地理環境密切相關，而地球大氣、引力、磁場的不同，也影響在該地區上生存的有機體，什麼樣的氣候、區域，當地就會生長出什麼樣的農畜食材，供應給在當地生活的人，這是讓當地人類永續生活的基礎。

　　然而，在全球化貿易與資訊快速流通的現代，大家獲得食物的來源早已跨越了時空的限制，利用運輸科技讓南北半球食材互換，利用農業科技讓東西半球產地互移，現在不論是寒熱帶的食材，或是不受季節反差限制的科技農產品，這些「不合時節」的食物在台灣都能夠輕易吃到。

也許你會狐疑，農業科技或運輸食材不就是為了解決某些地區食物來源不夠的問題嗎？這就問對了，在人類過度開發地球資源的情況下，最終要爭奪的就是糧食。如果你已了解飲食有節的積極意義，另一個飲食有節的重要意義就是，從現在開始就別老是強調「吃到飽」，為了你自己脾胃納穀的功能健全，也為了珍惜地球資源。

仔細思考人是否需要一日三餐？其實根據「飲食有節」之道，小嬰兒一天需要被餵奶五至六次，成年人一天吃二至四餐，臥床者管罐飲食一天需要五至六餐，人體會根據不同的年齡及生理狀況，調整身體所需的攝食內容。關鍵在於總卡洛里數（熱量）的攝取，其次是礦物質、維生素、蛋白質、脂肪、醣及電解質等各項營養素的均衡。

## 「吃什麼」和「吃多少」才是重點

所謂吃得健康，絕非在於吃了多少健康食品或補充品，而是依照每日作息消耗量計算出自己該攝取多少熱量。以運動員來說，需要的熱量絕對大於一般人，三餐外加宵夜，餐間偶爾還會有點心，運動員胖了嗎？沒有。但運動員退休以後呢？一定胖，而且是快速發胖。

因為退休後他的每日作息消耗量遠低於從前，但消化系統

的慣性沒有被刻意阻斷，攝食熱量也沒有減少，豈有可能不發胖？所以「吃什麼」和「吃多少」都是吃東西有所節制的重點。

此外，人們常屈服於攝食量不足所產生的飢餓感中，但是以台灣的就食便利性而言，往往是心理依賴的程度遠超過生理需求量。沒有計算自己熱量的消耗量與攝食量是否合理，沒有把身體維持在穩定的代謝平衡中，這反而是「趨凶避吉」，讓自己步入疾病的風險中。

## 10 種不健康的飲食

- 反式脂肪
- 高脂肪飲食
- 酒精攝取過量
- 醣類攝取過量
- 只吃速食
- 低（無）纖維食物
- 偏食（營養不足）
- 鹽分攝取過量
- 吃太多再製食物
- 吃太多隔夜食物

以中醫觀點的「飲食有節」來看，其執行方針是以《黃帝內經》的「五穀為養，五果為助，五畜為益，五菜為充」為主。五穀含有豐富的碳水化合物和纖維素，是人體熱能的主要來源；五畜指的是動物性蛋白質，可以作為人體營養必要的補充。五菜、五果則是指蔬菜水果對臟腑有充養、輔助作用，因為果蔬含有人體必需的大量維生素和礦物質。

　　在食材挑選上。盡可能以生活區域所產的當地食物為主食，中醫觀點動植物食材和人在同一種環境氣候條件下生長，物理性質接近，身體自然較易適應。此外，粗加工食物勝於精加工，久食過精食物，體質狀態不升反降，疾病多發。能一物全吃的食材，盡量全吃。如全麥麵粉，就是一物全吃，既無浪費，營養又全面。

　　除了食材以外，還必須「氣味合而服之，以補精益氣」，這是指要注意食物氣味相合。酸、苦、甘、辛、鹹五味各有所偏，不論多食何味食物，都會造成體內陰陽失衡，故日常食之，必須五味合理搭配，才能達到陰陽平衡目的。食物攝取量也必須有所節制，多關注攝取物的營養成分及熱量分配，讓身體維持相對穩定的消化生理。

　　最後，進食時間盡量規律，無論進食時間間隔或進食的時

間長度，如果偶有突發狀況需要增加或減少進食次數，要審慎評估食入量是否過多或不足，且要調整餐與餐間的空窗時間，但不適合常常變動進食節奏。

### ▍「飲食有節」的 5 養 5 助之道

- 五穀為養，五果為助，五畜為益，五菜為充
- 盡可能以生活區域所產的當地食物為主食
- 粗加工食物勝於精加工，最好可以一物全吃
- 酸、苦、甘、辛、鹹，氣味合而服之，以補精益氣
- 食物攝取量有所節制，進食時間盡量規律

至於「房事有度」，談的是動物傳宗接代的遺傳本能。中國古代所謂的房事即指交媾或性行為，是由大腦到性器官的泌尿生殖軸（Urogenital Axis）來主宰的。

房事有度就如同飲食有節，慾望和行為都要懂得自我約束，過與不及都不恰當。房事太過傷腎氣，不及則肝鬱。腎氣虛衰則腰膝痠軟、骨弱無力，甚至耳鳴心悸；不及則肝鬱氣滯，或有癥瘕積聚如有贅生物（腫瘤、纖維瘤、囊腫等）。

房事太過或不及均能引發腦袋悶昏，虛勞導致血液供給不足或自律神經紊亂，引發不正常的心腦血管疾病。另外，性行為時引爆腦血管的疾病俗稱「馬上風」，即是性行為期間，由於個人心腦血管條件不佳，因勃起或射精興奮過度，導致心跳血壓過高，產生腦出血或腦梗塞。

## 作息有常、勤於四體

在「預防腦中風」這個議題上，中醫強調回歸到「養生」觀點，沒有好的飲食和生活管理，就容易步入疾病的風險中。

不過，多數現代人對養生之道有所誤解，以為「吃對了」就是養生，就如同時下以「有機」或「生機」作為宣傳點。可惜中醫所說的「養生」之道並不等於健康飲食。

若追溯「養生」一詞，可信的中醫文獻是來自《黃帝內經》，

其內容大都被學者們歸於「攝生」類。「攝生」一詞首出於《老子》，所謂「善攝生者，陸行不遇兕虎，入軍不被甲兵」。這裡的「不遇」和「不被」，其實是不面對、走避之意，引申為「遠離弊害」的概念。也就是說，只有不面對或遠離弊害，才能有助於養生。

在中國古代文獻中，「養生」一詞雖經常出現，但涵義卻不盡相同。例如，《荀子‧儒效》中的「以從俗為善，以貨財為寶，以養生為己至道，是民德也」，這裡養生指的是管理生活。《孟子‧離婁》中的「養生者不足以當大事」，其詞義是事養活著的老人。《莊子‧養生主》是以「庖丁解牛」的寓言故事，比喻人應該在社會活動中如何趨吉避凶。綜合以上來看，「養生之道」講的既不是講醫藥保健，也不是膳食飲品，而是明哲保身、趨吉避凶的生活管理之道。

後來，《黃帝內經》即使出現「養生」一詞，意義也與現今的認知不同，如〈素問‧四氣調神大論〉所說的「此春氣之應，養生之道也」，這裡提到的「養生」與下文的「養長」、「養收」、「養藏」排比，意為春生、夏長、秋收、冬藏[19]，也代表一個健康人體的基礎。

---

19　資料來源：符友豐，〈養生原本作攝生，遠離弊害莫逐名—古代養生考（尋古探源）〉，中國人民網《健康時報》，2001 年 02 月 22 日第十版。

既然了解「養生」在中醫觀點中，是建立在「趨吉避凶的生活管理」概念上，以先前所述的運動員為例，因為消化系統的慣性聽命於中樞神經反射區，如果在退休後沒有刻意阻斷消化系統的慣性，還是三餐加宵夜，外加餐間點心的習慣就不會改變，自然會在退休後快速發胖。

作息有常，簡單來說是指規律的生活型態。運動員退休了，他的生活也跟著改變，一來不再有這麼大的運動量，二來不會因賽事而擾亂吃飯時間，自然飲食習慣、作息時間都要跟著改變，才能建立新的生理慣性，這就是所謂的「作息有常」。

普遍的文明病來源，和現代人的作息受到很大的干擾有關，例如頻繁的飛航往來，會造成人們的生理時鐘大受影響，輕則睡眠不足、精神不集中、判斷力降低，重則頭昏、血壓高、耳鳴心悸。

很多行業都有這種類似干擾生理時鐘的工作型態，像是美國職棒、職籃等職業運動員，常要到跨時區的客場比賽，根據統計通常在客場比賽時會是輸多贏少，一般都認為主客場優勢肇因於場地適應性和觀眾影響力，但我認為其中最大的影響是肉眼看不見的「時差」問題[20]，也就是身體無法承受無慣性、常變動的生理作息，以致影響體力和判斷力。

至於「勤於四體」，當然指的就是運動對大腦產生的欣快感，可以讓人短暫忘記煩惱，並提升代謝率。合宜的運動量是

養生的關鍵，它能讓人應付生活上需要消耗身心能量的突發狀況，減緩腦力的耗損，不致使腦子每天都處於高速運轉的狀態。

**▌「作息有常」的 10 分鐘法則**

- 常態性工作（包括上課），每小時休息 10 分鐘
- 水果、甜點、咖啡等附餐，於正餐進食完成後的 10 分鐘再食用
- 入睡前闔眼在床上坐 10 分鐘，再躺下進入睡眠狀態
- 起床後在床上坐 10 分鐘，再起身下床
- 劇烈運動後休息 10 分鐘，再進行喝水、盥洗等動作
- 洗完澡 10 分鐘後再吃飯，或是飯後 10 分鐘再洗澡
- 性行為之後休息 10 分鐘，再起身
- 趕路喘促後，宜休息 10 分鐘再坐下

20　參考文獻：Thosar SS, et al."Lowest perceived exertion in the late morning due to effects of the endogenous circadian system." Br J Sports Med. 2018 Feb 23. pii: bjsports-2018-099148. doi: 10.1136/bjsports-2018-099148. [Epub ahead of print]

放鬆的腦子，能降低兒茶酚胺[21]的釋出量，增加血清素[22]及腦內啡肽[23]分泌，減輕對身心產生的壓力。運動時，專注在眼前的狀態是相當重要的，邊運動、邊思考其他雜務，不僅不養生也容易發生危險，是運動時的大忌。

適當的運動形態，必須考量二個條件。一是心肺功能的現狀，開始運動前的暖身活動，可以感受到身體協調性與心肺功能的狀態，最簡易的測試方式，就是骨骼肌的「等張收縮」[24]，試著伸展或扭轉的動作，不費力的延伸或縮短骨骼肌長度，然後才是「等長收縮」[25]。重複幾個動作循環，直到呼吸、心跳頻率加快時，看看有無身體不適。

二是運動內容，選擇穩定長久性的心肺運動，或是需要使用肌肉瞬間爆發力的運動，都和肌肉耐力的負荷能力有關。無論是哪一種，必須有漸進式的養成過程，甚至需要教練或指導員從旁協助，才能在安全無虞的狀態下進行該運動。

## 合宜生活，就是最佳養生之道

合宜的飲食、生活作息與運動管理，其實就是身體趨吉避凶的養生之道。因此，常有朋友問到，如何預防腦中風的發生？其實這是個很難回答的問題，因為先前預防醫學所做的研究，都是從「已罹病過的患者」來考量，包括代謝症候群、吸菸、老化、

心血管問題和家族史等，促成腦中風的可能性都比一般人高，但卻沒有證據顯示這些危險因子一定會或一定不會造成腦中風。

大多數醫生只能在患者罹病後，要求病患配合衛教指示的飲食和生活準則，定期追蹤檢查，以防範第二次腦中風 [26]。

其實，原本腦中風是人上了年紀的腦血管病變所致，但半世紀以來在飲食、生活條件較無匱乏的情況下，人們長時間處在代謝症候群（三高）的狀態中，腦中風的發生年齡已有年輕化的趨勢。以往年輕型的腦中風患者都有可察查的潛在危險因子，而近年來卻很難下定論，歸根究柢就是飲食失調、作息紊亂與生活壓力等生理上的失衡，再加上缺乏運動，疾病自然提早上身。

中醫養生之道強調的是，平衡的生命價值，過與不及都是危險的。當你持續維持在緊繃的工作情緒中，很難強迫自己中

---

21　兒茶酚胺（Catecholamines）：是由腎上腺產生因應激發擬交感「鬥或逃」（Fight or Flight）的激素。過多的兒茶酚胺分泌可能導致高血壓和心肌梗塞。

22　血清素（Serotonin）：主要存在於動物（包括人類）的胃腸道，血小板和中樞神經系統中，被普遍認為是幸福和快樂感覺的貢獻者，還能增強記憶力。

23　腦內啡肽（Endorphins）：是一種可於動物體內自行生成的類嗎啡生物化學合成物。當運動量超過某一階段時，把肌肉內的肝糖用盡，腦內啡便會分泌。

24　等張收縮（Isotonic Contraction）：肌肉收縮時，張力（Tension）不變但肌肉的長度會改變，又可分為收縮時肌肉縮短的向心收縮（Concentric Contraction），以及收縮時肌肉伸長的離心收縮（Eccentric Contraction）。

25　等長收縮（Isometric Contraction）：肌肉收縮時長度保持不變，也沒有產生動作；另也有等動收縮（Isokinetic Contraction），意指在肌肉收縮過程中，動作的速度維持不變。

26　資料來源：National Stroke Association，https://www.stroke.org/wp-content/uploads/2018/12/STARS_2018.pdf。

## 肌肉收縮圖與說明

以肱二頭肌為例，等長收縮表示肌肉用力但沒移動物體。
等張收縮表示肌肉用力時有移動物體，又分向心收縮及離心收縮。

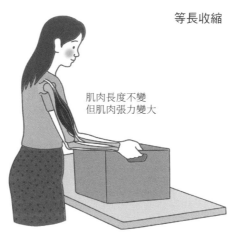

等長收縮

肌肉長度不變
但肌肉張力變大

用力，但沒搬起來

等張收縮──離心收縮

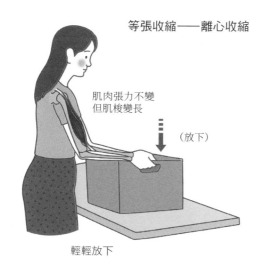

肌肉張力不變
但肌梭變長

（放下）

輕輕放下

等張收縮──向心收縮

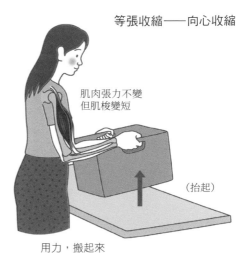

肌肉張力不變
但肌梭變短

（抬起）

用力，搬起來

斷思維，轉移注意力，甚至連下班後都想著工作上的事，這種人容易成為猝死者。反之，為了躲避生活壓力，每天躺著發懶，沒有作息有常、勤於四體，也非走在趨吉避凶的健康之道上。

「飲食有節、房事有度、作息有常、勤於四體」，是中醫養生之道的基礎，這些事情說起來不難，但大多數人卻難以做到，為什麼呢？其中最嚴峻的考驗，莫過於我們每一個人，都要面對個人的生存競爭與壓力。為什麼從老莊到孔孟韓墨等諸多偉大的哲人，其智慧都在於面對世間各種難處所提出的圓融之道，可見內在情緒波動對於人的影響有多大。

所以接下來我們要來談的中醫養生精髓，就是要學會處理情緒，唯有妥善處理情緒，我們才能正常、合宜的生活，也才能讓生命保持健康、遠離威脅。

# 05

## 平調情緒，才能讓大腦更穩定

### —— 情志失調是大腦健康弱化的主因

人的身心狀態穩定時，腦中樞神經調節免疫的能力運作正常，對於很多疾病都有足夠的抵抗力（正氣內存）；反之，當情緒處於失衡狀態時，免疫系統的能力下降，在血液循環裡代謝廢物的闊清能力也隨之下降，對血管內皮產生一定程度的氧化壓力，進而導致血管病變。

情緒，也就是中醫學理中所強調的「內因致病」。

中醫談致病因素概分三大類，內因、外因、不內外因。致病首推內因，統括為七情六慾。七情六慾是意識、生理的常態表現，七情指的是「喜、怒、憂、思、悲、恐、驚」七種情緒，六慾指的是「眼、耳、鼻、舌、身、意」的慾望，也就是「色、聲、香、味、觸、法」六種官能的感受或渴望。

調和七情六慾和正確養生有迫切的相關性，但現代醫學並未把此因果關係納入疾病防護範圍，主要是因為這方面的臨床研究很難設計，所以將它們歸類在另類醫學議題（Paramedical Issues or Alternative Medicine）。但是在中醫的預防醫學觀點，「情志失調」是大腦健康弱化的主因，可以讓人長期處在「亞健康狀態」，最後導向疾病。

若從西醫觀點來看，根據國民健康局發佈的訊息，2010 年因中風死亡的人數就已高達一萬一千多人。而且以往 45 歲以下的年輕型腦中風患者在台灣約只占二％到五％，但這幾年已上升到 10％，呈倍數成長。英美國家的流行病學調查也顯示腦中風有年輕化趨勢，這意味著「年輕型中風」已是個需要密切關注的問題，因為社會的勞動主力就是來自這個年紀的族群，但偏偏這個群族也是情緒壓力最大的一群。

研究顯示，急性和慢性的情緒壓力與腦中風風險之間存在明顯的相關性。壓力可以透過調節擬交感神經的活性，影響血

壓反應性、腦血管內壁、凝血功能或心律，增加腦血管疾病的風險。不過，我們在面對處理壓力問題時，常常低估了臨床神經學的風險因素[27]。

## 壓力會導致心臟病和腦中風的發作

壓力是促使進步的一種驅動力，所有的壓力認知都從幼兒教育逐步形成，循序漸進的引導懵懂的幼兒學習融入社會環境的生存知識。壓力不由任何人主宰，純粹是適應環境與自我價值權衡的結果，所以每個人對壓力的詮釋也不盡相同，坊間教人處理壓力的方法有成千上萬種，卻很難真正照顧到每一個人的個人需求。

壓力有多種來源，在人類社群中生存，不外乎工作能力與生活條件，處理壓力等同於處理生存的一切需求，無可避免。

壓力透過啟動二個系統來影響身體健康，一是 HPA 軸，下視丘──腦下垂體──腎上腺軸（Hypothalamic─Pituitary─Adrenal Axis, 簡稱 HPA Axis），二是 SNS，交感神經系統（Sympathetic Nervous System, 簡稱 SNS）。

壓力源誘導 HPA 軸和 SNS 啟動，導致一連串被稱為「壓力反應」（Stress Response）或「壓力串聯」（Stress Cascade）的神經系統和內分泌系統的調節適應[28]。這些壓力反應是讓身體進行

必要的生理和代謝變化，以應付原本衡定的身心所遭受的挑戰。

　　壓力導致心臟病發作和腦中風的原因已被科學家逐步揭露，多年來專家們一直困惑於慢性焦慮如何導致心臟問題，但是現在科學家已經發現，那些與壓力相關的大腦杏仁核活動增強的人更容易患心血管疾病。

　　杏仁核在壓力反應中負責告訴骨髓，要暫時產生更多的白血球，這個反應基本上是為了讓身體做好對抗突如其來的傷害的準備，比如人體被打了一拳，自然需要大量白血球對身體進行修復損傷以及抵抗感染的作用。

　　但在現代世界裡，我們莫名被打了一頓，或是被野獸追趕的急性壓力情況並不常見。更普遍的是一種日復一日的慢性壓力，我們可能長期憂慮工作不保、家庭不睦、經濟不佳，這種慢性壓力同樣可導致白血球過度生成，而為了在身體進行修復損傷以及抵抗感染的作用，白血球會在動脈中形成斑塊，這些

---

27　參考文獻：Kotlęga D，et al. "The emotional stress and risk of ischemic stroke." Neurol Neurochir Pol. 2016 Jul-Aug; 50（4）:265-70. doi: 10.1016/j.pjnns.2016.03.006. Epub 2016 Mar 23.

28　當壓力源啟動下視丘中促腎上腺皮質素的釋放激素（Corticotropin-releasing Hormone，CRH），進而導致促腎上腺皮質素（Adrenocorticotropic Hormone，ACTH）釋放到全身的循環系統中。然後促腎上腺皮質素（ACTH）作用於腎上腺皮質，又導致物種特異性醣皮質素（Glucocoticoids）釋放到血液中。醣皮質素便以負回饋的方式作用，以終止促腎上腺皮質素釋放激素（CRH）的釋放。
　　人體努力將醣皮質素的濃度保持在一定範圍內，以讓 HPA 軸正常運行，若醣皮質醇過量或者減少將分別導致庫欣氏症（Cushion Syndrome）和艾迪生氏病 （Addison Disease）等破壞性疾病。然而，較不嚴重的 HPA 軸失調仍可能對健康產生不利影響，包括內臟脂肪的沉積以及心血管疾病（例如動脈粥狀硬化）。

## 壓力導致粥樣硬化性發炎的模型

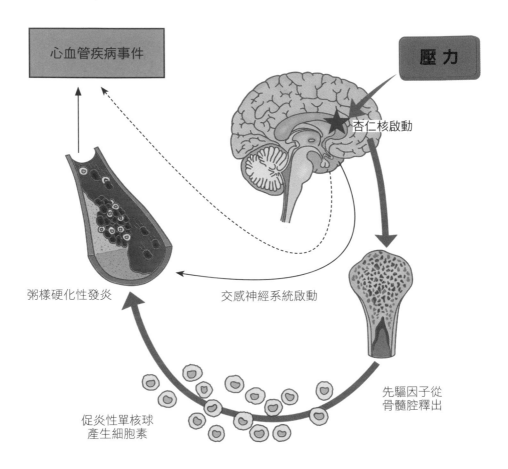

心血管疾病事件

壓 力

杏仁核啟動

粥樣硬化性發炎

交感神經系統啟動

先驅因子從
骨髓腔釋出

促炎性單核球
產生細胞素

壓力會啟動大腦杏仁核產生兩種作用，一是促使交感神經興奮，二是刺激
骨髓釋出發炎細胞，造成粥樣動脈硬化或血栓，形成心血管疾病。

原本不應該出現的斑塊會導致心血管疾病[29]。有關報告已刊登在英國權威醫學期刊《刺胳針》（*The Lancet*）上，負責這項研究的哈佛醫學院和麻省總醫院的主要作者 Ahmed Tawakol 博士認為，「慢性壓力可被視為心血管疾病的一個重要危險因素，與其他主要心血管疾病的危險因素一樣。」

吸菸、高血壓和糖尿病，已經成為心血管疾病眾所周知的危險因素，但這項研究表示，慢性壓力也應該被認為是一個主要的危險因素。在這項研究中，有 293 名患者接受掃描，記錄他們的大腦、骨髓、脾臟和動脈發炎症狀的活動。然後追蹤他們平均 3.7 年，看他們是否患有心血管疾病。在追蹤的這段時間內，共有 22 名患者發生心血管相關事件，包括心臟病、心絞痛、心力衰竭、腦中風和周邊動脈疾病。

追蹤後研究人員發現，較高杏仁核活性的患者，也同樣具有較高的後續心血管疾病風險，並且比活性較低的患者更早出現問題；此外，杏仁核活動的增加與動脈中骨髓活動和發炎症狀的增加有關，這也可能導致心血管疾病的風險增加，從而確定了壓力與心血管疾病之間的聯繫，並將「慢性壓力」確定為急性心血管綜合症的真正危險因素[30]。

---

29　參考文獻：Miller DB，et al. "Neuroendocrine aspects of the response to stress." Metabolism. 2002. Jun;51（6 Suppl 1）:5-10.

30　參考文獻：Tawakol A, et al. "Relation between resting amygdalar activity and cardiovascular events: a longitudinal and cohort study". Lancet. 2017 Feb 25;389(10071):834-845. doi: 10.1016/S0140-6736(16)31714-7. Epub 2017 Jan 12.

## 杏仁核活性與心血管病的關聯

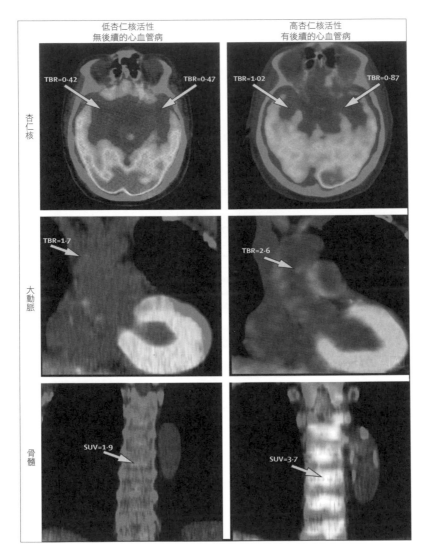

特殊影像掃描顯示，杏仁核中具有高活性的人也具有高骨髓和動脈活動，容易引發心血管病變。

## 慢性壓力對身心的不良後果

慢性壓力對身心的不良後果，是一個延續性的臨床問題。當我們習慣了自我行為和適應環境長時間的平衡後，任何突然的改變，都會造成極大的心理壓力。根據心理壓力相關的學術研究，所有來自自我否定的壓力幾乎都與「害怕改變」有關，害怕改變所導致的心理壓力，足以讓人生病，甚至死亡[31]。

但是人在自我實現的過程中，一定會面臨改變、承接挑戰的心理負擔，例如所謂的「三明治族」，被各種消費、貸款壓得喘不過氣，既要供應小孩的就學費用，又要照顧家中長輩，再加上就業機會難求或不符期待，對於這群社會中堅分子來說，光是經濟問題，就已是很沉重的心理壓力了。

生活上也有許多無奈的心理壓力，例如因為雙親年紀漸長，不能適應外地生活，造成在外地上班的子女心理上的照護壓力；工作分居兩地的夫妻或戀人，因信心問題所產生的信任壓力；生意合作往來得面臨的背叛壓力；夫妻離異或隔代教養問題衍生的親子關係壓力；職場權力鬥爭下的競爭壓力、不符合社會觀感的行為壓力、投資風險或債務壓力……以上都是壓力出現在社會裡的縮影。

---

31　參考文獻：Karen Frazier, "Stress associated with change."。

腦血管疾病，可能在自我實現過程中，出現自我否定的矛盾心理（或可稱罪惡感）時發生。

　　以生存條件和物質環境來說，現在真的比以前優越，但為什麼腦中風有年輕化的趨勢？我個人認為，網路的發展也是關鍵因素。一，透過手機，人們可輕易得到無限量的資訊，為了處理無限量資訊，使得年輕人的腦袋長時間運轉，無法充足休息。其二，網路簡化了年輕人在現實生活中處理問題的能力，一旦某些問題無法在網路資訊裡得到解決方案時，就可能產生焦慮、沮喪或壓力。其三，網路創造了無法擺脫的虛擬人際關係，使得年輕人不願面對殘酷的社會現實，處理問題的方式多以逃避取代責任，最終累積一堆「問題未處理」的壓力。

　　這些，都還只是處理自我存在感的心理壓力而已，還未涉及到前述與社會環境真實互動而產生的經濟壓力、競爭壓力、信任壓力等。

　　以中醫的觀點來說，情緒壓力所產生的身心症狀，是屬於「肝」的臟腑系統。無論從治療或養生的觀點，「治肝」本身並非難事，但是來自各種人際關係上惡性循環的壓力，卻非針藥之力能一勞永逸，一旦人體啟動壓力反應，自我調節的步調亂了，疾病就應運而生，這也就是所謂的內因致病。

## 訓練七情，提高情緒商數

前述已提過，在中醫的預防醫學觀點，「情志失調」是人體健康弱化的主因。情志裡的七情，涵蓋了中醫臟象學說的五臟運氣，這裡所指的運氣，是器官氣機運行的意思。按照臟象對應的情緒，可以分為喜（心）、怒（肝）、思（脾）、憂悲（肺）、恐驚（腎），也就是說若一個人持續某種情緒狀態不變，就可能傷到對應的臟器。

### 五臟五味五音的平調臟腑

| 臟 | 腑 | 五行 | 方位 | 主 | 藏 | 充 | 華 | 色 | 味 | 嗅 | 音 | 情志 | 開竅 |
|---|---|---|---|---|---|---|---|---|---|---|---|---|---|
| 肝 | 膽 | 木 | 東 | 疏泄 | 魂 | 筋 | 爪 | 青 | 酸 | 臊 | 角 | 怒 | 眼 |
| 心 | 小腸 | 火 | 南 | 血氣 | 神 | 脈 | 面 | 赤 | 苦 | 焦 | 徵 | 喜 | 舌 |
| 脾 | 胃 | 土 | 中 | 運化 | 意 | 肉 | 唇 | 黃 | 甘 | 香 | 宮 | 思 | 口 |
| 肺 | 大腸 | 金 | 西 | 宣降 | 魄 | 皮 | 毛 | 白 | 辛 | 腥 | 商 | 憂悲 | 鼻 |
| 腎 | 膀胱 | 水 | 北 | 精髓 | 志 | 骨 | 髮 | 黑 | 鹹 | 腐 | 羽 | 恐驚 | 耳 |

《黃帝內經·素問》提到怒傷肝、喜傷心、思傷脾、憂傷肺、恐傷腎。並提出「百病之生於氣也，怒則氣上，喜則氣緩，悲則氣消，恐則氣下，驚則氣亂，勞則氣耗，思則氣結」。

　　七情中的「喜」，是心情愉快的表現，但是高興過度的狂喜就會傷「心」。中醫認為「心主神明」，心是情志思維活動的中樞，超乎常態的狂喜，會促使心神不安，甚至語無倫次，舉止失常。

　　「怒」，指人出現氣憤不平、怒氣勃發的現象。中醫講，肝氣宜條達舒暢，肝柔則血和，肝鬱則氣逆。當人犯怒時，破壞了正常舒暢的心理環境，肝失條達，肝氣就會橫逆。故生氣後，可能會感到脅痛或兩肋下發悶不舒服，或者是不想吃飯、腹痛。中醫術語稱其為「肝氣橫逆，克犯脾土」。

　　「思」，就是集中心智一直想，如果思慮過度，精神一定受影響，造成失眠多夢、神經衰弱等問題。中醫認為過思則傷脾，脾傷則吃飯不香、食無味或沒食慾，甚則無法入眠。

　　「憂」，指憂愁而鬱悶，表現為憂心忡忡，或愁眉苦臉、唉聲嘆氣。《靈樞·本神》說：「愁憂者，氣閉塞而不行。」若過度憂愁，容易肺氣鬱結。「悲」，是哀傷、痛苦的象徵。表現為面色慘澹，神氣不足，偶有所觸及，即淚湧欲哭或悲痛欲絕。中醫認為悲是憂的進一步發展，兩者損害的均是肺氣，故有「過悲則傷肺，肺傷則氣消」之說。

「恐」，是懼怕之意，精神膽怯。「驚」，是突然遇到非常事變，導致精神上的突然緊張，諸如驟遇險惡，突臨危難，目擊異物，耳聽巨響等，都會引發驚嚇。驚與恐不同，驚是自己不知道而驚嚇，恐是自己知道而害怕。故受驚嚇或擔心害怕的人，大都腎氣虛衰，氣血不足。

在中醫理論中，學習掌控自己的情緒生理，才能趨吉避凶，無論從事什麼行為，掌控情緒的合理表現，就是養生。

大多數人都聽過的情緒商數（Emotional Quotient，EQ），是由自我覺察（Self-awareness）、情緒管理（Mood Management）、自我動機（Self-motivation）、衝動控制（Impulse Control）及人際技巧（People Skills）等幾個面向所構成，這些面向都是可以經過學習發展與培養的。

情緒商數的高低與待人接物的表現息息相關，而這又與同為道家思想的老莊哲學和《黃帝內經》的養生之道不謀而合。懂得趨吉避凶之理的人，必然有好的情緒商數表現。

情緒商數又怎麼會與預防腦中風有關？「邪之所湊，其氣必虛，正氣存內，邪不可干」[32]，人的身心狀態穩定時，腦中樞神經調節免疫的能力運作正常，對於很多疾病都有足夠的抵抗力

---

32　「邪之所湊，其氣必虛」出自《黃帝內經素問・評熱病論》，「正氣存內，邪不可干」出自《黃帝內經素問・刺法論》。意指邪氣（病原）集中的地方，必是身體正氣不足之處；若身體正氣足，邪氣無法產生作用。

（正氣存內）；反之，當情緒處於失衡狀態時，免疫系統的能力下降，在血液循環裡代謝廢物的闊清能力也隨之下降，對血管內皮產生一定程度的氧化壓力，進而導致血管病變。

無論是大血管或末梢血管病變，都能引起出血或缺血性的腦中風。情志失調與肝心脾肺腎都有關連，舉凡肝陽上亢、心氣不足、脾不攝血、腎氣虛衰、肺鬱失宣，以及臟腑間兩兩共病所產生的生剋問題，都可以為腦中風埋下種子。所以，以中醫在預防腦中風的觀點之一，就是提高情緒商數（EQ），避免在腦袋裡埋下不定時炸彈。

## 控制六慾，避免腦力耗損

六慾失衡如何影響身心健康？先談視覺器——眼睛，眼睛是現代人使用最多的感覺器官，人們一醒來，眼睛就開始操勞，一直要等到睡覺時才能闔眼休息。有了科技產品，人們反而加重了它的使用時間，甚至會使用到眼睛睜不開或疼痛才肯闔眼。長時間消耗眼力，等同於耗損肝腎之氣和心力，使得眼睛提早退化，水晶體變性或視網膜病變。

長時間使用眼力，也讓腦力耗竭，代謝時有害物質囤積，也可導致大腦末梢血管循環不良，造成末梢血管阻塞。

聽覺器——耳朵，雖是聽取聲音的大腦外接器，但內耳複

雜的聽覺與平衡結構，常常會因長時間專注在工作上的壓力、作息失常形成的失眠等，誘發耳鳴眩暈的毛病，嚴重時會導致耳中風或腦中風。

中醫認為腎氣虛衰或膽火上炎、小腸火灼津都可以連結到內耳的問題。此外，耳朵接收的語言訊息，在腦內解析判斷各種複雜情勢後，還得做適時應對，絕對會高度耗損腦力，造成心血虛衰。

鼻和舌是嗅覺、味覺的協同器官，對於氣味接受的敏感度高，但長期處於鼻過敏的人，對於味道的感知會鈍化。此外，嗅味覺被飲食的氣味所吸引是出於生物本能，但現代食品化工業及香氛美妝品業的發達，讓人們對於好味道不僅被吸引，甚至成癮，因為好味道能在大腦產生欣快感，短暫解除煩惱。這對人類的嗅味覺來說，是一大隱憂。所謂病從口入，從五嗅五味的平調臟腑觀點，習慣於香氣的人也不健康，因為長時間放鬆會心神渙散，失去專注力。

觸覺，基於人體對於被擁抱和愛撫時能產生欣快感。醫學研究已證實，人和人之間合宜的接觸對心靈慰藉有助益，從而釋放大腦壓力[33]，不過身體接觸的慾望，若被增強的情緒左右而衝動過度，反而會帶來負面效果。最後談論的意慾，指的是想

---

33　參考文獻：Holt-Lunstad J, et al. "Loneliness and social isolation as risk factors for mortality: a meta-analytic review." Perspect Psychol Sci. 2015 Mar;10（2）:227-37. Review.

法、動機，所有想法、行動都有其動機，有了想法卻無法行動時，悶壞的心情會變得激動或沮喪；或是肆無忌憚、輕慢或自大的行事，這些意慾都會導致肝鬱或心火旺盛，影響睡眠、飲食甚至工作表現。

平日養成自我反省的習慣，對於意慾的掌控與釋放，就能抓到自己的平衡點。雖然每個人的主客觀條件不同，但每個人都需要「平調六慾」，也就是平均調和六種感官的慾望。人在意識清楚時，感知器官才能高速運作，所以認真工作與認真生活，都是相當耗損腦力的，適當的休閒、睡眠和放空，讓腦子有足夠的喘息機會，對身體各器官運作也都有利。

在此所提出的「腦力」，即指腦苷醣（養分）、神經化學傳遞物、耗氧、代謝率等變化的綜合說法。我曾治療過好幾位正在國內外攻讀博士學位的患者，發生不明原因的腦炎或小腦炎，腦中風或癲癇，在醫院裡查不出可解釋的潛在病因，但幾乎都發生在他們撰寫博士論文時，套句話說，可謂「用腦過度」而致病[34]。

情志調和如果無法靠自己的力量完成，可以求助其他專業人士，中醫調和情志的方式，除了針灸、中藥外，像是推拿按摩或經絡芳療、拔罐刮痧等，都有紓解壓力的功能，更重要的是，好的中醫師可從旁協助心靈導引，使大腦處於穩定的狀態。

---

34　參考文獻：Stress effects，The American Institute of Stress，https://www.stress.org/stress-effects/

## ▋ 檢視自己用腦過度的狀態及改善策略

① 狀態：**工作、思考到一半，腦筋突然一片空白**

　　策略：去洗把臉，面對窗外或走到不同場景，深呼吸幾次

② 狀態：**對食物失去興趣，或面對餐飲發呆**

　　策略：就近找個人簡單說句話或提問，最快的方式就是與店員
　　　　　對話

③ 狀態：**想離開當下環境自己一個人獨處**

　　策略：以安全為前提下讓自己漫無目的走一段路，直到低潮的
　　　　　感覺消失

④ 狀態：**總覺得自己的情緒無法掌控**

　　策略：試著常做停、看、聽的思考行動練習

⑤ 狀態：**工作時想睡，就寢時又睡不著**

　　策略：下班後戒掉工作以外的高度腦力活動，以輕鬆的休閒活
　　　　　動取代

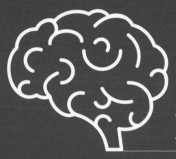

# Part II

## 三代腦中風
## 家族的搶救守則

# 01

## 每 17 分鐘就有 1 人發生腦中風

### ——為何腦中風死亡率及殘疾率高居前 3 ？

比起急性心肌梗塞，腦中風發病後的立即死亡率低，致殘率
卻是遠高於心臟疾病患者。

腦中風最主要的後遺症是感覺與運動官能受損，也可能有其
他的「共病」產生，例如高血糖、高血壓、癲癇、失智症、
帕金森氏症、憂鬱等。

無論是從國內調查或是全球統計來看，腦中風都是死亡率及殘疾率高居前三名的疾病，其終身發生率是六分之一。腦中風造成的失能後遺症也是成人殘障的主因之一，不僅造成病患與照顧者沉重的負擔，也嚴重影響生活品質。

　　台灣腦中風學會理事長葉守正在 2017 年發佈的媒體資料指出，根據統計台灣每 17 分鐘就有一人發生腦中風，每 44 分鐘有一名腦中風患者死亡，僅低於癌症與心臟疾病。依據衛生福利部國人十大死因統計（2015 年以後）顯示，腦血管疾病在國人 10 大死因中為第四位（2015 年以前長期居於前三位），每年一共奪走 11,846 條寶貴的性命。腦中風好發於 60 歲以上之民眾，且男性多於女性[35]。

　　可怕的是，約有七成的腦中風患者會留下程度不等的後遺症，例如半身不遂、長期臥床或是口齒不清、口眼歪斜等，且往往無法在短期間內恢復或完全痊癒，或是需要長期復健，對個人與家庭，甚至社會的影響極大[36]。

---

35　資料來源：行政院衛福部國健署，" 中風預防人人有責！90% 的中風均與危險因子有關 "，2017 年 10 月 28 日

36　根據腦中風流行病學研究顯示，腦中風患者中只有十分之一的人可以恢復到正常健康的狀態，十分之四的人會有輕度殘障，另有十分之四的人有嚴重的後遺症需人照料，其餘十分之一的患者可能需要終生住院。

## 2015 年前國人十大死因
## 死亡率（單位：每十萬人口）

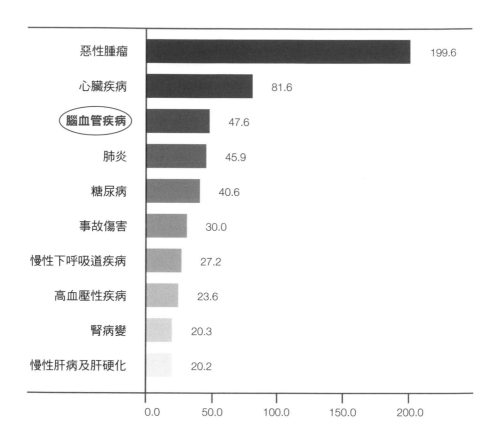

下午 5 點 02 分，我中風了

## 每年 1.3 萬人死亡、3 萬人失能

　　一般人對於腦中風的恐懼不下於癌症，除了高致死率之外，最令人擔心的還是腦中風引起的失能。根據 2008 年台北醫學大學公共衛生與預防醫學邱弘毅教授刊載在台灣腦中風學會的資料，以台灣地區腦中風死亡率為推估，每年約有將近一萬三千人死於腦中風相關疾病。

　　依據台灣地區腦中風發生率研究[37] 指出，36 歲以上人口的發生率約為千分之三，若以台灣地區 36 歲以上人口數接近一千萬人計算，每年中風新發生數約為三萬人。同時，依據台灣腦中風登錄資料庫分析，初發腦中風病人在中風一個月後的失能比例是 61.2%、三個月是 55.58%、半年是 51.72%，以上述數字資料來看，腦中風後的半年內失能人口超過一萬五千人。

　　心腦血管疾病長年蟬聯國人致殘率的前三名，但比起急性心肌梗塞，腦中風發病後的立即死亡率低，致殘率卻是遠高於心臟疾病患者。一般來說，只要能順利的從心肌梗塞後活下來，都能回到正常生活及工作崗位；相較之下，腦中風顯然是一個令人失能且後續耗費大量人力、物力及財力的疾病，高致殘率以及與這疾病相伴的有生之年，生活上的重大改變與不便都是令人難堪的。

---

37　參考文獻：葉伯壽，　台灣腦中風概況與急性腦梗塞的治療發展，　Journal of the Chinese Statistical Association Vol. 55，　(2017) 63–66.

根據健保資料分析，近十年腦中風發生率為 291 人次／每 10 萬人，而且比起上個十年的平均發生率降低不到 1%，顯見這項疾病的發生率並未因醫療進步而大幅降低。再者，大部分為家庭主要經濟支柱的男性，年齡別標準化腦中風發生率為女性的 1.18 至 1.37 倍，且根據我自己的私下觀察，男性的平均醫療支出普遍高於女性，一旦由男性罹患腦中風，對於整個家庭的影響更大。

　　此外，依據台灣中風登錄系統資料顯示，醫學中心腦中風患者經過治療後，以巴氏量表[38]（Barthel Index, BI）來評估患者在日常生活及工作能力上的依賴程度，發現出院時完全無法獨立者（BI ≦ 20）的比例是 32.2%，出院三個月後反而升高至 47.6%。因嚴重腦中風而導致臥床者，原本出院時病人數僅占三分之一，但出院 3 個月之後，臥床者卻上升到接近出院人數的一半。這意味著重症腦中風病患出院後的照顧難度高，而且通常惡化的可能性也高。

　　反之，嚴重依賴者（21 ＜ BI ≦ 60）及中度依賴者 （60 ＜ BI ≦ 90），卻分別由 22.6% 降到 14.1%，以及 23.4% 降到 16.8%。這些生活需依賴他人的輕中度患者，出院三個月後平均有三分之一的人數好轉，能減少他人在生活上的協助。

　　相較於其他疾病，「重上加重」是腦中風患者在照護上極其特殊的現象，其他疾病患者返家之後，家屬及主要照護者的負擔或因情況好轉而減少，但對於重度腦中風患者的家屬及主

要照護者來說，出院以後反而才是沉重負擔的開始。

　　當前腦中風存活率在醫學中心高於區域醫院，而區域醫院又高於地區醫院，所以急性腦中風發生時，病患傾向被送到最近、且級別最高的醫院急診就醫，也與腦中風病人醫療花費呈現逐年升高的情形有關。同時，患者在腦中風出院後一個月及三個月之所在地分布顯示，出院後大部分的腦中風患者皆是返回住家，比例高達 92.9%，轉往一般安養機構與呼吸照護機構的比例分別為 6.4% 與 0.7%。

　　由此看出對於腦中風患者出院後的照護與花費，從醫院進一步延伸至社區、居家已是常態。以美國為例，每年估計約有 73 萬腦中風新發生個案，以及 400 萬個腦中風存活者，估計每年關於腦中風照護的直接和間接成本大約 400 億元新台幣。

　　國內研究也顯示，家庭失能者的照護，財務負擔是主要照顧者照顧負荷和憂鬱的相關因素。即便在接受社會資源後（居家服務或是喘息服務）仍無法明顯減輕主要照顧者的財務負荷及憂鬱狀況。是以，一旦家中有人因腦中風而失能，全家人必須付出的經濟和身心狀態的損失更是難以估計，這也是為什麼大家談到腦中風的照護，總是令人聞之色變。

---

38　巴氏量表（Barthel Index），用以評估老年患者日常生活功能之量表。量表分數越低分，表示老年患者的生活自主能力越不足。巴氏量表評分總分為 100 分，分為 5 個等級分數級距。依序為完全依賴 0 分 -20 分、嚴重依賴 21 分 -60 分、中度依賴 61 分 -90 分、輕度依賴 91 分 -99 分、完全獨立 100 分。

## 解構大腦，了解腦中風後遺症

腦中風患者最主要的後遺症，除了感覺與運動官能受損造成失能，也可能有其他的「共病」產生，例如高血糖、高血壓、癲癇、不自主運動（動作障礙）、失智症、帕金森氏症、憂鬱、睡眠障礙、便秘等。

粗估在台灣，每年約有一萬七千人因為腦中風而導致日常生活失能，其感覺與運動官能受損的常見症狀包括半邊臉部表情消失，合併感覺低下，同側或對側肢體麻痺無力，說話能力受到影響，甚至專注力不足、意識反應遲鈍等，這些後遺症肇因於腦血管疾病直接影響了身體自律神經的調控方式，讓患者長期處於生活不便，甚至無法自理生活的痛苦當中。

認識腦中風所有可能發生的身心症狀，要從認識我們的腦神經如何運作開始。以生理結構來解析腦中風後的症狀，可以把全腦分為三個主要部分來看，從脊髓而上為中腦、後腦及前腦。腦幹是延腦、橋腦及中腦的合稱，即除去大腦與小腦的部位，也是神經胚胎發育原始的區域。後腦分為延腦、橋腦與小腦，小腦也稱舊腦或古老腦；前腦可分大腦及間腦，大腦是神經胚胎發育最後成熟的腦區，也稱新腦。

以左右來看，兩大腦半球則有額葉、頂葉、顳葉及枕葉的區域，雖兩側對稱但卻有部分的功能差異。左大腦半球司掌絕大

部分的認知功能與邏輯思惟，「語言表達」為實測重點；右大腦半球則是數字運算與藝術音樂、空間感等概念，病人知道「身在何處」及「數字加減運算」是測試重點。兩大腦半球的頂葉區，專思「感覺」和「運動」的神經訊息傳遞、辨識與意識下達的動作指令，如果腦中風的位置影響了感覺區，大腦接收身體的回傳訊息就有異常感，感覺低下是麻木的，感覺過亢是癢刺的。若中風位置影響了運動區的訊息傳遞，則表現出肢體癱軟或僵硬。上述的狀況，可以單獨或同時出現在臉頰、四肢和軀體上，端看腦中風引起的損傷部位在哪個功能區。

枕葉區則是視覺皮質所在，負責接收一切透過「視覺傳遞」的訊號，若是此處罹病，會有視力偏盲或物體形狀扭曲或顏色的改變。顳葉區與「情緒控制」和「短期記憶力」有關，顳葉內側還牽涉到情緒與心律的調節。前額葉是人類最後才發育成熟的腦區，和思考、經驗學習與人格發展有關，也協助肢體動作、步態和排尿的啟動，所以當人上了年紀或有病灶影響了這區，會造成退化性行為，如人格或嗜好驟變，無法抑制排尿感，像是小孩未發育成熟的腦部，是另類的返老還童。

大腦與間腦中間的過渡區是視丘，是所有感官匯入要轉往大腦的轉運站，包含皮膚的所有感覺、身體位置感、視覺、聽覺及味嗅覺等，更厲害的是在底部的下視丘與腦下垂體，掌控了生理週期和內分泌系統。

小腦主體也分小腦兩葉、小腦蚓部與扁桃體區。小腦專司「動作的平衡和協調性」，屬於大腦下達動作指令後的協調器，一旦故障，可能走路會固定偏行一側且會有點暈眩，或者做動作時肢體晃動得厲害而無法瞄準目標，嚴重時也能讓人難以動作甚至癱瘓。腦幹是眾所周知的生命中樞所在，除了與小腦合作維持身體四肢的平衡外，也是十二對顱神經表現、醒睡週期以及非意識主導下自主呼吸的樞紐。

## 時間斷點，腦中風鑑別診斷的依據

廣義來說，任何器官只要有血管阻塞或出血的部位都可稱中風，例如「耳中風」或「眼中風」。所以，脊髓當然也會中風。

全腦加上脊髓就是所謂的中樞神經，中樞神經的灰質區是神經元（神經細胞本體）聚集處，白質區是神經元延伸的神經纖維匯聚所在。所謂的自律神經維繫著兩個系統——中樞神經系統和周邊神經系統（交感與副交感神經），皆不受意識控制（不隨意）。中樞神經系統除了以神經化學物質傳遞神經訊息外，也調控神經內分泌物質的釋放，像是促腎上腺素分泌激素和泌乳激素；周邊神經系統則只負責執行來自中樞的指令訊息，以及回傳神經反射訊號，如前文所提的交感神經及副交感神經的協作。

所以若是脊髓中風，在頸髓中風會出現的症狀可能是四肢

**大腦**
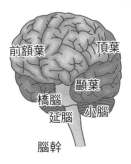

**大腦左側面**
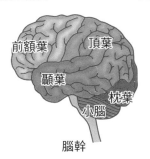

**大腦縱剖右側面**
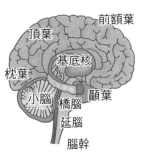

| 部位 | 掌管功能 | 測試重點 |
|------|----------|----------|
| 左大腦 | 認知、邏輯 | 語言表達 |
| 右大腦 | 運算、藝術、音樂、空間感 | 身在何處、數字加減運算 |
| 頂葉區 | 感覺、運動 | 感覺麻或癢刺、肢體癱軟或僵硬 |
| 枕葉區 | 視覺傳遞 | 視力是否偏盲、物體形狀是否扭曲或顏色有變 |
| 顳葉區 | 情緒控制、短期記憶力、語言 | 是否無法說話或不懂語意、無法回憶剛發生的事件、莫名的暴躁 |
| 前額葉 | 思考、學習、人格發展 | 反應遲鈍或不假思索、性格或偏好反常 |
| 小腦 | 平衡、協調性 | 走路是否偏行一側、動作時肢體是否晃動、嚴重時肢體癱瘓 |
| 腦幹 | 十二對顱神經、醒睡週期、自主呼吸 | 五官功能改變，特別是眼球移動及對焦、嗜睡、呼吸節奏不一致 |

癱瘓；若在胸髓、腰髓中風，則會造成下半身癱瘓。除了運動與感覺機能障礙外，還會造成排尿、排便困難及性功能障礙，而呼吸問題、自主神經機能異常也常見在頸髓、胸髓的中風，這也是為什麼當我在醫院中風時，神經科總醫師前來問診，第一個動作就是進行神經理學檢查。

幾乎所有的神經理學檢測都與神經反射有關，無論隨意或不隨意的神經系統。所以當中樞或周邊神經系統受損或受影響時，醫生可以根據體徵和症狀來判斷受損區域，透過適當的神經學檢查工具，如眼底鏡、音叉、反射槌及牙籤、棉球等，來完成神經理學檢查，定位受影響的區域。

之後再選擇更進一步的診斷儀器確認病灶位置，如神經電生理儀器、腦電圖儀、顱血管超音波、顱血管攝影、電腦斷層及核磁共振（磁振造影）等。實驗室抽血檢測、尿液甚至腦脊髓液的抽驗，也是重要的參考。此外，透過適合的神經精神量表，對大腦皮質功能做評分式問卷（主動或被動填寫），可以用來彌補神經理學檢查或儀器檢測的不足。

錯綜複雜的腦部結構，在發生腦中風事件時，其身心表徵是有跡可循，但醫師在臨床上不一定能依此做出合理且準確的定位推斷，因此需要理學檢查才有限縮範圍或鑑別診斷的可能，根據理學檢查結果再進行更精密的實驗室檢查，醫療資源和花費才能把錢花在刀口上。

不過，其他疾病也有一樣的神經學症狀，所以腦中風與其他疾病鑑別診斷的關鍵是什麼？答案是「時間」！腦血管疾病發生瞬間，有明確的時間斷點，醫師在詢問病史時，即使腦中風發生當時沒有目擊者，但從常理判斷，一個人的感覺或運動功能在無外力介入下，突然在 24 小時內失能，通常與腦部的血液循環出狀況有很強的關聯。

　　臨床上常見老年人自己走路或騎車摔倒，雖然病人頭部有外傷，但做電腦斷層攝影時卻查出病人有「腦出血」或「無法排除腦梗塞」的情況；因此家屬常將這類意外歸咎於路面不整、交通肇事，殊不知其實是老人家先發生了腦中風，才有後續的交通意外發生。

　　雖然急性心肌梗塞或重大腦中風事件才會使人突然癱倒，但即使是輕度腦中風，其梗塞或出血位置落在關鍵的樞紐處，即便是小範圍的病灶，也可表現出很嚴重的神經官能缺陷，例如蜘蛛網膜下腔出血、腦幹中風、小腦中風、大腦基底核膝狀部中風等，都可以是不到 0.5 公分的小病灶而釀成大災難。因此，遇有這類情況時，謹記下發生車禍的確切時間，這可能也是救助急性腦中風患者的關鍵密碼。

## 失能照護，患者和家屬共同面臨的長期議題

　　我在多年的臨床工作中見聞，僅極少數的人會因一次重

大腦中風事件而死亡，相較於死亡的本身，大多數因腦中風而殘障多年的病人，常有生不如死的念頭，而在臨床上也統計有近一半的腦中風人口合併有憂鬱症，比其他類型的疾病高出許多[39]。

雖然腦中風診斷治療技術的提升，可以下降腦中風致死的病患數字，但需要照護的失能人口，能否受到完善的長期照護也是值得各界關心的議題。尤其，進入慢性腦中風期病人的家屬必須扛起更多照顧與經濟的責任（少一份產能卻多一份支出），照護的過程可說是漫長無止境的。由美國多所大學聯合的「心血管健康研究」調查 1989 至 2013 年間，5,888 位 65 歲以上、發病前均有良好行動能力的老年人（平均 72.8 歲），記錄他們發生腦中風或心肌梗塞之後的行動能力。

研究者對這群老人的行動能力每年進行評分，平均追蹤 13 年（標準差 6.2 年），期間共有 382 人發生了缺血型腦中風，395 人發生了心肌梗塞。在患病三至六個月以內，腦中風病人和心肌梗塞病人的行動能力均大幅下降，其中，腦中風病人更為嚴重，行動能力的衰退加速 3 倍以上[40]。

政府推動「長照 2.0」勢必能為生活無法自理的人們帶來更好的照顧條件，以社會福利政策來看是全民之福，減輕低收入家庭的負擔。但是對於因腦中風殘障而需照顧者來說，好的照顧品質可以延長餘命，這也表示失能人口將會增加且延長壽命[41]，如

何讓這些失能人口不致成為社會或家庭的負擔，和政策執行是否到位息息相關[42]，這也是我不斷提醒身邊的親朋好友及病患家屬，一定要關心此項政策發展的主要原因。

即使很多縱向追蹤的世代研究仍在進行中，但直到現在，還是沒有任何一位醫師能斷言腦中風後到壽終前的恢復結果。舉例來說，前行政院長孫運璿先生（1913-2006）就因腦中風而導致行動不便，直到臨終前都是。

我的祖父也因為腦中風後不良於行十多年，因此我對於腦中風病患及家屬所面對的疾苦和龐大的照護責任更能感同身受，也期許自己能以中西醫專長為對抗這項疾病略盡棉薄之力。

對我來說，這不僅是基於同理心，更是家族使命。

---

39　中風後憂鬱一說，也有學者認為憂鬱症是患者腦中風後神經迴路紊亂所導致。

40　參考文獻：Dhamoon MS, et al. "Disability Trajectories Before and After Stroke and Myocardial Infarction: The Cardiovascular Health Study." JAMA Neurol. 2017 Dec 1;74 (12):1439-1445.

41　參考文獻：Lin SI, et al. "Functional mobility and its contributing factors for older adults in different cities in Taiwan." J Formos Med Assoc. 2017 Feb;116(2):72-79.

42　參考文獻：Bray BD, et al. "Socioeconomic disparities in first stroke incidence, quality of care, and survival: a nationwide registry-based cohort study of 44 million adults in England." Lancet Public Health. 2018 Apr;3(4):e185-e193.

# 02

## 出血？缺血？別傻傻分不清楚

### ——從三代家族的發病類型談急性腦中風治療

祖父晚年因為腦梗塞不良於行，祖母在我出生後沒多久病逝於腦出血，阿爸 60 歲暫時性腦缺血發作，72 歲腦梗塞，而我自己則是 41 歲中風。

小時候不懂，直到我進了臨床神經科做住院醫師訓練時，才明白我自己有腦中風的家族因子在，無法擺脫腦中風這項疾病的潛在陰影。

阿爸生肖屬馬，年近 80，退休已十餘年，退休前在高雄港務局服務，擔任拖曳船正駕駛。阿爸是北部人，他在高雄左營海軍服兵役，軍艦正好進了旗津保修四廠的船塢維護，在服裝裁修部門認識了阿母，才選擇在旗津安家立業。

根據阿爸口述，他在基隆一中讀完高二就輟學，全力幫忙祖父在金瓜石山上幫日本人冶金。王水溶金術，三份硝酸加一份鹽酸，就是我國小時他教我的第一堂化學課。

祖父是日治時代的金礦監工，但他並未因為金礦工人常見的矽肺病過世，晚年因為腦梗塞 [43] 不良於行，吞嚥嗆咳又不願置放鼻胃管，最後病逝於反覆吸入性肺炎，祖母則在我出生後沒多久就病逝於腦出血 [44]。小時候不懂，直到我進了臨床神經科做住院醫師訓練時，才明白我自己有腦中風的家族因子在，無法擺脫腦中風這項疾病的潛在陰影。

有趣的是，阿爸的飲食重鹹，血壓長久以來卻是略低於成人平均值，雖然有 30 年以上的菸酒史，但健康檢查結果卻無明顯的血管硬化。對於我常提醒他不菸不酒、少油少鹽的健康常識，他常拿這些檢查結果來打臉，我無話可說，只能戲謔的回

---

43　腦中風類型之一，腦梗塞係因血管或身體其他部位血液內的雜質或血塊，被血流沖落形成栓子，導致腦組織壞死和功能失調，常見有腦血栓症及腦栓塞症兩種。

44　腦中風類型之一，腦出血係因腦血管破裂，血液流入腦組織形成血塊壓迫腦組織，常見有腦組織內出血及蜘蛛膜下出血兩種。

應，可能時間還沒到吧！

　　以生活型態來看，阿爸除了在港務局上班，下班還兼職做水電維修相關工作，體能狀況維持得不錯，70歲時還能鑿水井。一直到我在高雄長庚擔任中醫病房主任的第三年（2010年），他爆發葡萄糖不耐症[45]，後來才知道患有糖尿病，漸漸捨棄勞務型工作。以這樣的身體狀況來看，阿爸發生腦中風的症狀應該要在2010年罹患糖尿病以後，但其實早在2002年，阿爸60歲的時候就有一次疑似暫時性腦缺血（Transient Ischemic Attack, TIA）的情況發生。

　　當時我還在彰化基督教醫院神經科擔任住院醫師，午前接到阿母來電說，阿爸在理髮時，半斜躺在椅背上掏耳朵，突發性眩暈，自覺全身無力，天旋地轉無法睜眼視物。他緊閉雙眼，額頭冒汗，但沒有呼吸困難或胸悶的情況，阿母看情勢不對，當下叫了救護車，救護車還未到。

## 出血？缺血？搶救動作大不同

　　聽了阿母的描述，我推測掏耳動作並未造成創傷，並無深入破壞耳前庭區的可能，肇因於周邊型眩暈症（Peripheral Vertigo）[46]的可能性不大，因此大膽假設阿爸是因為椎體基底動脈[47]灌流不足（Vertebrae-basilar Artery Insufficiency），產生腦

幹缺血的情況。

　　腦血管缺血症[48]發生的當下是可以搶時間救回的，為了爭取時間，我請阿母趕緊到隔壁藥房買三顆阿斯匹靈，讓阿爸吞下。兩個小時後阿母回電，說阿爸吞了三顆阿斯匹靈後約半小時，吐了一次就在椅子上睡著了，睡著前他說想休息一下，不願意去醫院，睡了約一小時醒來，人就完好如初。

　　竟然沒送阿爸去醫院！阿母在電話裡被我唸了一頓。但話說回來，當時還是住院醫師的我，這種大膽假設其實是非常可怕的兩面刃。一方面阿爸那陣子提到偶爾會瞬間頭暈一下，可能是太勞累，只要睡眠充足就不會發生，若是這種情況吃了阿斯匹靈可能還無大礙。後來也證明阿爸不是周邊型眩暈症，若是前庭神經發炎或半規管平衡的問題，就算吞了阿斯匹靈也沒用，還可能會好幾天暈到坐不起來，吐到電解質不平衡，但至少前述這兩種情況都不會危及生命安全。

　　但那時候僅是透過阿母的電話描述，沒有腦部影像佐證，

---

45　糖尿病前期包含「空腹血糖異常」和「葡萄糖不耐症」兩種類型，都是血糖偏高但未達糖尿病的程度。
46　周邊型眩暈症，發生原因在於內耳器官，例如：耳蝸、半規管、前庭神經等出現失調。另有中樞型眩暈症，是指人體中樞神經系統發生問題，包括：小腦、腦幹，最需要立刻排除的就是腦腫瘤及腦中風。
47　椎體基底動脈，包括椎動脈與基底動脈，負責供應小腦與腦幹血液。當椎體基底動脈供血不足時，常見症狀包括視力改變、複視、手腳或顏面麻木、口齒不清、吞嚥困難、眩暈、平衡困難。其他症狀包括突然之四肢無力、頭痛、噁心、嘔吐等。
48　腦中風症狀分為腦梗塞、腦出血兩大類型，腦梗塞為顱內動脈血液灌流的區域缺血，形成的腦組織壞死所造成。腦梗塞中風在台灣占比超過七成。

我判斷阿爸是暫時性腦缺血症，缺血部位應該在供應腦幹小腦血流的椎體基底動脈，臨床上是歸類為椎體基底動脈灌流不足。一旦形成梗塞，可是腦幹或小腦中風，輕則身體無法平衡，重則產生閉鎖症候群[49]（Locked-in Syndrome）或影響延腦生命中樞致死，緊急處理的方式是生死一瞬間，我大膽建議先使用阿斯匹靈。

但萬一阿爸的情況不是腦缺血，而是腦幹出血呢？我讓阿爸吃了阿斯匹靈，可能人就這樣魂歸西天了！事後回想，仍不免為當時的大膽而驚慌顫抖。

因為在腦中風的治療中，阿斯匹靈的作用主要是抑制血小板凝集與血管收縮的作用，防止血栓與動脈硬化的形成。根據大型醫學研究，缺血型腦血管或心血管疾病的患者，服用阿斯匹靈，其再發生率顯著降低 25 至 30%。

在暫時性腦缺血症發作後，把握黃金時間「立刻」服用阿斯匹靈，致死性的中風機率風險就能減少 80%。阿斯匹靈可降低暫時性腦缺血發作的「早期預警信號」患者發生腦中風的風險，進一步的試驗也顯示服用阿斯匹靈的暫時性腦缺血患者，在腦中風急性期確實降低了死亡率[50]，不過這只適用輕中度，如果是重度患者一定還是要趕快送醫檢查。

之後幾年阿爸未再發生類似事件，他也沒聽我的建議到醫院去做腦部檢查，繼續如常生活。時間跳到八年後的 2010 年，

阿爸因為突然暴瘦到醫院檢查，才發現血糖大於 400 mg/dL，開始以口服降血糖藥控制，但因為他懶得常量血糖，吃藥也不依照藥囑，之後就真的腦中風了！

## 「糖尿病」加「腦中風」的雙重威脅

就在阿爸爆發糖尿病後二年（2012），一次馬桶水管埋設工作中腰部閃挫，造成腰部屈伸不利，右下肢無力，經由腰部攝影才發現是嚴重的第四、第五腰椎狹窄合併椎間盤突出。

好在幾年前，有位 60 歲婦人發生椎間盤突出壓迫坐骨神經，腰部極為疼痛合併下肢無力的情況。原本她已是趴在床上等待神經外科的手術評估，期間我被照會去做了三次針灸以緩解疼痛，結果病患及家屬婉拒了神經外科手術建議，轉往中醫病房治療，一個半月後她下床走路，還能騎腳踏車，回診治療一年後生活如常，核磁共振追蹤顯示突出的椎間盤僅些微萎縮。

這讓我對阿爸的椎間盤突出治療大有信心，經過針灸、中藥治療，果然一年後阿爸的症狀只剩右腿感覺較輕，還能維持九成力。

---

49　閉鎖症候群，患者雖然意識清醒，卻由於全身隨意肌（包含控制眼球移動的肌群）全部癱瘓，導致患者無法活動、說話的一種症候群。

50　參考文獻：Rothwell PM, et al. "Effects of aspirin on risk and severity of early recurrent stroke after transient ischaemic attack and ischaemic stroke: time-course analysis of randomised trials." Lancet. 2016 Jul 23;388（10042）:365-375.

## 出血性腦中風

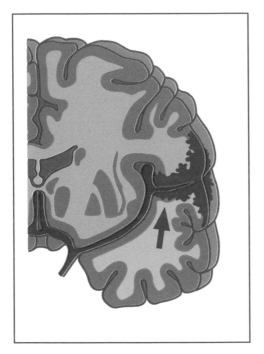

血管破裂出血造成腦部受損

## 缺血性腦中風

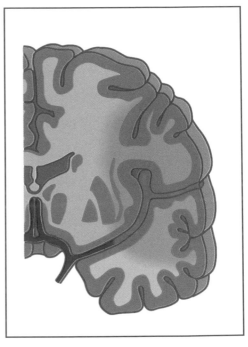

血管被堵住造成腦部缺氧

直到 2014 年，我離開高雄長庚醫院自行開業的第二年，72 歲的阿爸突然出現右腿更加無力、右手動作遲緩的現象，說話也變得不流利且右臉表情肌感覺怪異。不用多說，阿爸一動作我就知道這和椎間盤無關，百分百是腦中風！送醫檢查確診是「左大腦陳舊性梗塞」[51]，原來阿爸這樣的情形已經好幾天了，症狀一直沒消失才讓我知道。

　　既然有暫時性腦缺血症的病史，除了糖尿病外沒有其他危險因子，我苦口說服阿爸天天吃抗血小板凝結藥及降血糖藥，除了服用西藥以外，我也會不定時對阿爸投予針灸、中藥，以逐漸改善腦中風的後遺症。但說實話，阿爸是個非常不聽話的病患，他懶得跑到市區復健，連最近的旗津醫院都懶得去，堅持自己靠日常活動恢復，我只好時常往返旗津觀察、治療，還好小中風[52]改善得快，不到一個月，阿爸的右腿力量回到八成，臉、手及說話恢復正常。

　　不聽話的阿爸常因未按時服藥，導致血糖高低起伏。一次是血糖過低（30mg/dL），當時凌晨兩點接到阿母來電，說阿爸的情況不對，我要阿母叫救護車，阿母卻說怕吵到鄰居。這下我懶得爭執，爭取時間、問了症狀，請阿母先給阿爸糖水喝，

---

51　陳舊性梗塞，腦部影像攝影證實非一個月內的腦梗塞。
52　小中風，又稱陷洞性梗塞，屬顱內小動脈阻塞所造成的腦中風。

不嗆咳才能再繼續喝，我自己則在 15 分鐘內趕回旗津老家，看到阿爸吞嚥不下又說不出話來，意識還有點迷糊，說話時大舌頭且語意不清，臉色發白唇色紫，我趕緊對阿爸施予針灸加糖水，稍能進食後再餵他一根香蕉，先讓血糖維持在 80mg/dL。

逐漸清醒的阿爸說，打胰島素時常常胃悶，也不覺得餓，當天晚餐打了胰島素之後就沒吃東西，可能是這樣造成低血糖。我幫阿爸做了神經理學檢查，確定沒有新的腦中風症狀才放心，離開時已是凌晨四點。

處理阿爸血糖過低的過程中，我看到他說話語意不清、意識迷糊，一度猜想「不會又中風了吧」！一般來說，腦中風的急性期，血糖和血壓都會上升。血糖上升是因為身心壓力或腦中風區域缺乏葡萄糖，導致醣類大量分解進入血液裡；血壓上升多半因顱內灌流重新分布所致，目的是要增加中風周邊區域的血液灌流量，所以當下我判定，還是先處理血糖問題再說。

以阿爸的例子來看，糖尿病加上腦中風的患者，平時健康照護的重點仍在「控制血糖」，因為血糖忽高忽低，對生理狀態的衡定影響很大，此類患者很容易出現腎病變或神經病變，也很有可能出現無法預期的急症——再次腦中風或心肌梗塞。

### ▌急性腦中風後，血糖上升怎麼辦？

急性腦中風後，有 40 至 70% 的患者會出現血糖上升的情況（>110mg/dl），此現象可能是糖尿病（已知或先前未被診斷）或是急性腦中風之壓力所引起。

不論先前是否有糖尿病，急性期血糖上升可能導致較差的預後，增加腦中風後的死亡率，且對於日後的功能恢復也較差。

直至目前為止，針對急性腦中風病患尚無證據提供高血糖的起始治療數值，一般建議住院患者發生高血糖時需給予治療，控制血糖數值於 **140-180mg/dl** 之間。然而，使用胰島素治療時須密集監測血糖，要盡量避免低血糖事件的發生。

## 再度中風，死亡或失能比例更高

根據臨床研究及治療指引，第一次發生暫時性腦缺血症後的患者，一年內腦中風的機會會比一般腦中風患者發生二次腦中風的機會來得高。因為腦中風患者發作之後，疾病狀態穩定了，再發生二次腦中風的機會較低；反之，暫時性腦缺血症後的患

者，因為腦血管的狀態還不穩定，很容易發生二次中風。因此，在醫療上應該將暫時性腦缺血症視同一次腦中風，而暫時性腦缺血症患者也必須和一般腦中風的病患一樣，直接進入治療與預防再次腦中風的風險。

阿爸在 60 歲第一次暫時性腦缺血發作，72 歲發生左大腦梗塞，中間雖然隔了 12 年，但三度中風的危機卻隨著患者的年齡、生理狀況反而有升高的趨勢。基本上，腦中風的發生有一次就容易發生第二次、第三次，原因是每次罹病都讓病患的生存本質更居劣勢，當然導向再中風的可能性也與個人照護條件有關。

美國國家腦中風協會（National Stroke Association）的資料顯示，每年有近 80 萬人左右經歷過腦中風，其中有 35% 暫時性缺血症的人會在五年內再度發生腦中風，再中風的病患因此死亡或失能的比例更高，因為部分的腦子受過第一次中風的傷害後往往已不完整。這項統計所顯示的罹病率或盛行率，與人口居住環境、飲食習慣、人種基因都有一定的關聯，也因此我非常小心謹慎的，預防阿爸發生第三次中風的現象。

2016 年四月，《新英格蘭醫學雜誌》（*The New England Journal of Medicine*）發表了一篇前瞻性的研究，評估 4,789 例暫時性腦缺血症（TIA）或輕度缺血型中風患者的預後和危險因素。專家對大多數患者（78.4%）第一個 24 小時的症狀進行評估，其中有 33.4% 的患者被診斷為急性腦梗塞，23.2% 的患者

存在一個或多個顱內外血管中度或重度狹窄。當 ABCD2 評分[53]為六至七分，或存在大動脈粥樣硬化時，一年後腦中風的風險增加了一倍。有趣的是，一年後的複合終點（心血管死亡、心肌梗塞和腦中風）發生率並未增加，意味著那些 TIA 患者發生腦中風的風險高於心肌梗塞或心血管死亡。

這研究指出一個事實：在血管疾病患者中，其血管床損壞並非是以相同的速度或相同的程度發生。對於 TIA 患者，若其病因是大動脈粥樣硬化，則腦中風的風險較高。總體而言，腦中風急救的迅速處理和藥物的使用成功會降低缺血型事件的再發生率[54]。

## 超過七成患者為腦梗塞

從祖父的腦梗塞、祖母的腦出血，一直到阿爸的腦缺血，我的家族的確有「腦中風」這項疾病的危險因子。或許有人覺得奇怪，為什麼都是腦中風，我的祖父、祖母、阿爸的病名卻不一樣？

以醫學定義來說，腦中風大致區分為非創傷性（自發性）的「腦出血」或「腦梗塞」。腦出血的位置可能是腦硬膜外、

---

53　ABCD2 評分為「暫時性腦缺血的風險評估」，是最常用於評估短暫性缺血中風（TIA）病人再中風機會的工具，總分越高，發生腦中風的可能性越高，通常高於 4 分就是高危險群。

54　參考文獻：《全球醫藥新知》（*Global Med News*），〈暫時性腦缺血發作或輕度缺血型中風 1 年預後分析〉，2016 年 5 月 17 日

## ABCD2 評分，常用於評估 TIA 病人再中風的機會

| | | |
|---|---|---|
| A・年齡 ≥ 60 | 1 | |
| B・血壓（> 140/90 mmHg） | 1 | |
| C・臨床特徵 | | |
| 　單側反應減退 | 2 | |
| 　語言障礙 | 1 | |
| D・症狀持續時間 | | |
| 　≥ 60 分鐘 | 2 | |
| 　10-59 分鐘 | 1 | |
| 　< 10 分鐘 | 0 | |
| D・糖尿病 | 1 | |
| 總分 | | |
| 若分數大於 3 分或病情反覆，應立即入院接受治療，總分越高，發生腦中風的可能性也越高。 | | |

腦硬膜下、蜘蛛網膜下腔、腦皮質或皮質下及腦室內（顱內）的出血；腦梗塞則是因為顱內動脈血液灌流的區域缺血，形成的腦組織壞死所造成。

簡單來說，腦中風就是腦血管與其血液循環出了亂子，出亂的方式不是「腦出血」，就是「腦缺血」，其治療手段當然是以「止血」或「再恢復血液灌流」兩種做法為主。

如果我們依中風亞型之分類可發現，第一次腦中風者以腦梗塞為最多數（73.8%），其次則為顱內出血（15.9%）、暫時性腦缺血（6.7%）及蜘蛛膜下腔出血（2.8%）。也就是說，有八成患者是屬於缺血型的腦中風。如果再以為數超過七成的腦梗塞患者來細分，主要以小血管阻塞為多數（37.8%），其次是大血管粥狀動脈硬化（27.6%）[55]。

以我家族的腦中風病史來看，我的祖母為「腦出血」，祖父、父親甚至是我自己都是屬於缺血型的「腦梗塞」，這也和統計比例相符，缺血型腦中風比起出血型腦中風的患者多出三至四倍。

聽起來，腦中風不外乎就是「腦缺血」或「腦出血」所造成，那治療有什麼好複雜的？對，就是很複雜！因為要考量到病患自身罹病的潛在生理病理條件。

---

55　資料來源：根據許重義教授所領導的黃際鑫臺灣中風登錄系統統計，第一次腦中風患者之男性平均年齡為 64.5 歲，女性為 68.5 歲。

就我自己的臨床經驗觀察，腦中風相關的血管及神經疾病相當混雜，治療的過程會先從病人症狀出現時的模樣，或者目擊第三人的描述開始，抽絲剝繭的詢問病人有無其他未提及的共伴症狀或體徵，過去疾病史、近日生活飲食史、家族或遺傳史，以及有無特殊嗜好，都是醫生絕對在乎而且必須得知的，也是初判該病人腦中風風險很重要的參考訊息，甚至許多病人都是因腦中風送醫後，才知道自己有許多的潛在致病因素存在，這也是腦中風救治困難度高的原因之一。

　　此外，腦血管與心血管雖屬同一循環系統，但心血管病變絕大多數是以「血管阻塞」來表現，除了冠狀動脈瘤破裂及主動脈剝離之外，心臟本身幾乎不會自爆血管，即便是心臟因為長了腫瘤而出血也相當罕見。但大腦就不同了！

　　大腦的組織脆弱，根本無法與強悍的心肌相比，心臟冠狀動脈的外層組織也比大腦動脈的末梢血管堅固許多，較能承受強而有力的血液灌注，但對於缺血的大腦動脈來說，進行血液灌注，將可能導致腦梗塞後的腦出血，這也就是急性腦中風難以治療的主要原因。

　　另外，針對「腦缺血」或「腦出血」的救治方式也大不相同。例如在缺血型腦中風的急性期，並不會積極的控制血壓，以避免腦部血液灌流不足，導致「梗塞」範圍擴大；出血型腦中風則有血壓控制的準則，以避免腦血灌流量太高，使破損處再度出血。

「腦梗塞」也需要在這裡特別解釋，「梗塞」是指組織缺血型壞死後所產生的病理組織狀態，惟缺血型腦中風獨有。至於出血型腦中風，除非顱內出血的範圍過大，壓迫到周邊的腦組織血液灌流，才有可能產生出血邊際的腦梗塞。

　　比較特別的是，大範圍缺血型腦中風所產生的梗塞區域，很可能因為腦組織壞死後變得更脆弱，當血壓上升、腦部灌流加壓時反而轉變成出血，臨床上稱之為「梗塞後出血」，一樣會致使腦中風持續惡化。因此，進入穩定後的腦中風狀態，一般而言患者的血壓、血糖也會穩定下來，倘若沒有，就要開始用藥控制血糖、血壓，以免缺血型腦中風患者的情況轉變為「梗塞後出血」。

　　全世界的急性腦中風治療一度是多元且無臨床實證的，台灣在這方面從二次世界大戰後是以美國的腦中風治療指引為依歸，雖然也參考歐洲及亞洲等其他先進國家的治療原則，但都不曾建立屬於台灣自身的治療指引。

　　台灣腦中風學會近 20 年不斷的在臨床研究和治療上進行共識會議並於 2002 年開始推動制定「腦中風治療與處理共識」，在實證醫學 （Evidence-based Medicine, EBM）的概念逐漸受醫界重視且奉為圭臬後，學會在官方網站發布《第一版腦中風治療共識》，接著公布了《台灣腦中風防治指引 2008》，才為台灣的腦中風疾病防治做了一個明確的規範。

# 03

## 急性缺血型腦中風的西醫救命 3 寶
### ——抗血小板藥物、血栓溶解劑、血管內治療

---

急性缺血型腦中風的盛行率、眾數、致殘致死率、併發症及後遺症、可挽救的急迫性，都遠高於出血型腦中風。

尤其是近年來抗血小板藥物、血栓溶解劑、血管內治療在西醫治療的應用，堪稱急性缺血型腦中風的救命三寶。

在疾病救治上，目前急性缺血腦中風的治療方案，已在全球化的大規模臨床試驗中得到很顯著的成果。

大致來說，腦梗塞時的各種腦血管栓塞成因相去不遠，協助鑑別診斷的實驗室檢查工具可以快速確認病灶，由神經科醫師判斷處置，必要時會同其他相關的專科醫師例如放射診斷科、神經外科、心臟科或血液腫瘤科等來聯合治療。

但不論進行何種治療方式，治療急性腦中風對於時間的要求都是「越快越好」，這有賴病患及家屬自覺以及醫療照護體系的協助。透過衛教與宣導，讓民眾對於急性腦中風有所認識與警覺，知道在發生症狀後盡速就醫，來爭取黃金治療時間。因此，醫界才會提出「黃金搶救 333 原則」，一旦遇到有出現急性腦中風症狀的患者，首要把握黃金「3」小時治療時機，以提高「33%」治癒率。

目前急性腦中風治療的大型臨床研究多以缺血型腦中風為主，是因急性缺血型腦中風的盛行率、眾數、致殘致死率、併發症及後遺症、可挽救的急迫性，都遠高於出血型腦中風。尤其是近年來抗血小板藥物、血栓溶解劑、血管內治療在西醫治療的應用，在全球型的大規模臨床試驗中得到很顯著的成果，堪稱急性缺血型腦中風的救命三寶。

## 法寶 1：48 小時內使用高劑量抗血小板藥物

台灣腦中風學會《缺血型腦中風的抗血小板藥物治療指引 2016》以一項包含 287 項研究的統合分析結果指出，曾經有缺血型腦中風或暫時性腦缺血的病人在接受抗血小板藥物治療後，嚴重血管事件（含非致命心肌梗塞、非致命腦中風或血管性死亡）之發生率相對減少達 25%。

相當於每治療一千名曾有缺血腦中風或暫時性腦缺血的病人達二年、可以預防 36 宗血管事件，其效益遠超過顱外嚴重出血的絕對風險。另有兩個統合分析認為，使用抗血小板藥物治療，缺血腦中風復發的相對風險能減少 13% 及 15%。

以抗血小板藥物治療缺血型腦中風的具體研究成果，最早是於 1997 年《刺胳針》雜誌（*Lancet*）發布兩份以急性腦中風治療為主題的大型研究報告，一份是以中華人民共和國（中國）居民為主體的「急性缺血腦中風使用阿斯匹靈」研究（the Chinese Acute Stroke Trial, CAST），另一份是急性缺血腦中風關於阿斯匹靈與皮下注射肝素（Subcutaneous Heparin）的國際研究。綜合兩大研究的結論，建議急性缺血腦中風在 48 小時內，使用阿斯匹靈 160 至 300 毫克可降低幾週內死亡或再中風的風險。從阿斯匹靈開始，其他抗血小板凝集藥物的研究也呈現不同程度的好結果。

特別值得一提的是，這份研究報告發表的那一年，我的祖父因反覆感染併發症，病逝於家中，享年 83 歲，結束了他因腦梗塞後遺症而導致十多年的不便與煎熬。

　　目前在急性缺血型腦中風的救治上，已有五種抗血小板藥物經台灣食品藥物管理署（Taiwan Food and Drug Administration, TFDA）核准使用在缺血型腦中風的治療，包括阿斯匹靈、阿斯匹靈併用長型 Dipyridamole、Clopidogrel、Ticlopidine 及 Cilostazol。

　　急性缺血腦中風發生後 48 小時以內，口服較高初始劑量的阿斯匹靈可顯著減少死亡率以及不良預後，好處可能是來自於減少早期的缺血腦中風復發；證據也顯示急性輕微缺血型腦中風或高風險的暫時性腦缺血個案、短期合併使用 Clopidogrel 與阿斯匹靈，可以減少缺血型腦中風復發，並不會增加腦出血及重大出血事件發生率。

　　一般而言，缺血腦中風病患再次腦中風的危險性高，因此預防腦中風復發的治療應及早且長期進行。現階段在預防「非心因性缺血腦中風」的復發方法上，建議使用適當的抗血小板藥物來預防其復發和其他血管事件的發生（Class I, LOE A）[56]。這也是為什麼當阿爸出現暫時性腦缺血症狀時，我請阿母趕快

---

56　參考文獻：台灣腦中風學會《缺血型腦中風的抗血小板藥物治療指引 2016》。

去隔壁西藥房買三顆阿斯匹靈讓阿爸服用，而我自己 41 歲腦中風時，從有症狀開始到完成腦部磁振造影，確認是腦梗塞後，要求吃三顆 100mg 阿斯匹靈的主要原因。

台灣腦中風學會也於 2015 至 2016 年發佈關於「急性腦中風的一般性處理原則」，建議在急性腦中風發作 48 小時內，如無抗血小板藥物禁忌症，建議考慮使用阿斯匹靈（160 至 300 毫克）來預防急性缺血型腦中風的復發，即使腦中風發作已超過 48 小時，仍建議考慮使用。

不過，如果是心房纖維顫動併發急性缺血型腦中風之病患，在發生急性缺血型腦中風之後，何時是開始使用口服抗凝血劑的適當時機，目前尚無定論，問題的關鍵在於血栓栓塞的復發與可能出血的風險，利益得失評估不明。

## 法寶 2：3 小時內評估施打靜脈血栓溶解劑

除了抗血小板藥物，靜脈血栓溶解劑也是全球醫界在治療急性缺血型腦中風的劃時代藥物。1995 年美國國家神經疾病暨腦中風研究機構（the National Institute of Neurological disorders and stroke, NINDS）首先在《新英格蘭雜誌》（*the New England Journal of Medicine, NEJM*）發表腦中風治療的重大研究成果，顯示急性缺血型腦中風三小時內，在沒有禁忌情況之下，予以施打靜脈注射藥物——合成的組織胞漿素原活化劑（recombinant tissue-type Plasminogen Activator，rt-PA），明顯減少腦梗塞範圍的形成，減輕腦神經因缺血而受損導致的殘障，使康復更有機會。1996 年美國食品藥物管理局（the Food and Drug Administration, FDA）通過了 rt-PA 的臨床使用許可，2002 年歐盟正式核准上市，台灣亦於 2002 年核准使用。

2008 年歐盟急性腦中風研究（The 2008 European Cooperative Acute Stroke Study III, ECASS-III）更進一步發表施打 rt-PA 的黃金時間窗可延後到 4.5 小時內，且不會增加施打後出血的風險，這是目前唯一研究急性缺血腦中風發生 3.0 至 4.5 小時內使用 rt-PA 效益的隨機雙盲臨床試驗。

### ▌ 不適宜施打 rt-PA 的病患條件

急性缺血型腦中風發生 3.0 至 4.5 小時內，且具有以下任一情況者，皆不適宜施打 rt-PA：

1. 年齡大於 80 歲
2. 使用口服抗凝血劑
3. 美國國衛院中風量表（National Institute of Health Stroke Scale, NIHSS）分數大於 25 分
4. 影像學檢查顯示中風範圍超過中大腦動脈灌流區域 1/3 以上
5. 先前已同時有腦中風及糖尿病病史者

當年的世界腦中風大會在維也納舉行，該研究總主持人德籍 Werner Hacke 教授在會議上對全球前來的醫藥媒體發布此重大消息時，我有幸在台下和全世界與會的腦神經醫師一同驚呼鼓掌。自此，rt-PA 成了全世界在急性缺血腦中風的劃時代治療藥物，先前所提的簡易腦中風判斷 FAST 原則，就是為了能搶時間評估施打 rt-PA 可能性所做的宣導。

　　台灣腦中風學會《靜脈血栓溶解劑治療急性缺血型腦中風指引 2013》中揭示，雖然接受 rt-PA 治療之病患發生再灌流後腦出血的比例比不施打的稍多，但死亡率並無明顯增加。依此，台灣腦中風學會專家共識會議討論，建議急性缺血腦中風的患者若符合靜脈注射 rt-PA 治療規範，可於發生 3.0 至 4.5 小時內接受 rt-PA 治療（A, Level 1）[57]。

　　在衛生主管機關尚未修正相關治療規定前，急性缺血腦中風發生 3.0 至 4.5 小時內的病患若符合 rt-PA 治療條件，須告知風險和效益，考慮家屬或病患之意願，若決定接受治療，須遵照 ECASS-III 的排除條件，並取得家屬或病患之同意書後方可施打。

## 表 1 美國心臟協會（American Heart Association）分類系統：建議強度和證據等級

| 建議強度 | |
|---|---|
| **Class I** | 處置或治療其具有證據及／或經普遍同意者 |
| Class II | 處置或治療其證據有爭議及／或意見分歧者 |
| IIa | 評量其證據／意見傾向有用／有效 |
| IIb | 其有用／有效的證據／意見基礎薄弱 |
| Class III | 處置或治療具有證據及／或經普遍同意者其為無用或無效，且在某些情況下可能是有害的 |

| 證據等級 | |
|---|---|
| **A** | 證據來源為多次隨機臨床試驗 |
| B | 證據來源為單次隨機試驗或多非隨機研究 |
| C | 專家共識意見 |

目前國際上治療指引所採用的證據等級及建議強度的分類法並未統一，由於各有其優點，腦中風防治指引由制定指引的組織決定採用哪種標準。目前的標準是建立在當今最可信的實證研究基礎上，做為改變全國腦中風診斷治療的一致標準，標示 Class I 及 A 均是當今最佳證據，依此下推，證據力趨弱。

---

57　參考文獻：台灣腦中風學會《靜脈血栓溶解劑治療急性缺血型腦中風指引 2013》，附件：美國心臟協會分類系統：建議強度和證據等級（表 1）。

## ▌腦中風急性期的血壓如何調控？

　　臨床上，有超過七成的中風病人到院時，收縮血壓超過140mmHg，且許多病人之前即有高血壓病史。不適合使用靜脈溶栓治療者，除了嚴重的心臟衰竭、主動脈剝離、高血壓腦症等必須緊急降壓的情況之外，一般共識是病人符合以下情況，才會開始使用降壓藥物：

**未使用靜脈 rt-PA 溶栓者**

1. 腦中風 24 小時內

2. 收縮壓超過 220mmHg

3. 或舒張壓超過 120mmHg 時

4. 合理的目標是下降 15%，且避免太快速的降壓

**已使用靜脈 rt-PA 溶栓者**

1. 使用溶栓前應將血壓降至 185/110mmHg

2. 24 小時應將血壓維持在 180/105mmHg 以下

　　一般來說，腦中風在最初 24 小時，較高血壓與症狀性腦出血呈現線性關係，但三個月預後，應與最初血壓呈 U 型關係，即最好的預後在於收縮壓約 141 至 150mmHg。

## 法寶 3：血管內治療

　　除了抗血小板藥物及血栓溶解劑，血管內治療（Endovascular Treatment）近年扮演更重要的角色。在 2001 到 2011 中的十年間，經靜脈溶栓（Intra-venous Thrombolysis）和在動脈內溶栓（Intra-arterial Thrombolysis）的臨床效益與預後效果，曾因急性腦中風病人研究對象的潛在限制條件不同，難以比較在臨床研究上哪一種方式較好。

　　急性缺血中風的動脈內治療（Intra-arterial Therapy, IAT）是指基於血管內導管的方法，以局部注射溶栓劑（rt-PA），或機械性方式使血液凝塊破裂，或兩者並用來實現血管再通。

　　早期腦動脈內纖維蛋白溶解術 （Intra-arterial Fibrinolysis）比急性冠狀動脈綜合症的介入性治療成效差，因為動脈內的纖維蛋白溶解後，可能因病人自身的血管條件不佳而出血，形成所謂的「顱內出血」，但是又因為藥物持續在作用，反而造成凝血困難，必須緊急開刀做大腦止血，狀況比較難控制。

　　直到 2005 年美國 FDA 批准腦缺血經機械式取栓的血栓移除取回器（Mechanical Embolectomy with the Mechanical Embolus Removal in Cerebral Ischemia, MERCI），用於去除急性缺血腦中風患者腦血管中的血液凝塊[58]。

　　後續的國際性多中心單臂試驗研究中獲得第一代 MERCI

Retriever 的安全性數據，以及用於施打靜脈溶栓失敗的患者身上，使用這些裝置的安全性和技術功效，為第二代 MERCI Retriever 蒐集了安全性和有效性的數據[59]。2015 年，美國心臟／腦中風學會發表新修訂的「急性缺血腦中風血管內介入治療指引」共 16 點[60]，才使得血管內介入治療有更多對病人較好的安全性建議規範。

當年 MERCI 的第一期人體試驗研究論文發表時，主要編輯評論就是我的論文指導教授——高雄長庚醫院張谷州醫師，讓我親身見證腦神經科裡有一群夜以繼日為研究、防治急性腦中風而滿頭白髮的前輩，他們如何參與諸多大型腦中風跨國臨床的研究。若無他們日復一日、戮力勤勞的研究，沒有今天的我們在臨床研究上發揮的可能。

## 動脈內溶栓大大降低失能風險

2017 年美國神經外科學會辦公室刊物《神經外科雜誌》（*Journal of Neurosurgery*）發表一則綜合 22 個研究，共 790 位病患的分析中指出，內頸動脈延伸至中大腦動脈梗塞的病患，以動脈內溶栓術治療有 79% 的病患腦缺血區域完全獲得血流（Thrombolysis in Cerebral Infarction 分數為 2B, TICI 2B），施術後美國國衛院腦中風量表（NIHSS score）可以從 17 分降到 7 分。腦中風失能量表[61]（mRS score）分數從施術前、後及 30 天

後出院時各為 5、1 及 1 分。這告訴我們腦動脈阻塞除了靜脈施打溶栓藥物 rt-PA 外，更積極的動脈內溶栓做法可大大降低腦中風的失能風險[62]。

　　台灣腦中風學會這兩年來也積極推動「急性缺血腦中風機械取栓術」（Mechanical Thrombectomy, MT），就是為了讓急性腦中風患者脫離致殘，恢復獨立生活能力而努力。目前機械經動脈取栓分兩類型態，一是用支架穿入血栓阻塞的血管，然後打開傘網，使血栓附著後拉出血管；二是利用抽吸方式將血栓吸住拉出血管。

　　自 2015 年起發表的五大跨國多中心大型臨床試驗結果 （MR CLEAN、EXTEND、ESCAPE、SWIFT PRIME、REVASCAT），都顯示「機械取栓」在適當的病人選擇下，與

58　參考文獻：Ku-Chou Chang, "A Mercy to Victims of Cerebrovascular Diseases" Editorial Comment to " MERCI 1- A Phase 1 Study of Mechanical Embolus Removal in Cerebral Ischemia", Stroke. 2004;35:2848-2854.

59　參考文獻：Abou-Chebl A, "Intra-arterial therapy for acute ischemic stroke", Neurotherapeutics. 2011 Jul; 8(3):400-13.

60　參考文獻：AHA/ASA Guideline："2015 American Heart Association/American Stroke Association Focused Update of the 2013 Guidelines for the Early Management of Patients With Acute Ischemic Stroke Regarding Endovascular Treatment", Stroke. 2015;46: 3024-3039.

61　腦中風失能量表，最早發展於 1957 年，用於評估腦中風患者的日常生活活動依賴狀況，適用於腦中風患者之評估，後於 1980 年代後期修改成現在的版本，更為完備。此量表評估結果將個案的功能狀態區分為 7 個不同等級，0 級代表沒有症狀，5 級代表嚴重失能，6 級代表死亡，任何一級的改變都有其臨床意義。

62　Mbabuike N, et al. "Revascularization of tandem occlusions in acute ischemic stroke: review of the literature and illustrative case.", Neurosurg Focus. 2017 Apr;42(4):E15

## ▍脑梗塞溶栓量表
## Thrombolysis in Cerebral Infarction （TICI） Scale

- 0 級：無灌流
- 1 級：穿透性小灌流
- 2 級：部分灌流
    - 2A 級：未達 2/3 梗塞範圍灌流
    - 2B 級：預期梗塞區域完全灌流但緩慢
- 3 級：完全灌流

腦梗塞溶栓量表用來評估溶栓後的腦部血流恢復程度，以做為臨床神經學預後及風險研究的依據。

單純使用「靜脈溶栓」相比，有更良好的治療效果與預後，並且不會增加額外出血風險。因此台灣自 2015 年起，各醫學中心亦開始進行動脈取栓的治療服務，健保自 2016 年 2 月也開始對於符合治療急性缺血型腦中風使用限制的取栓支架進行給付。

動脈取栓對於急性缺血型腦中風病患有相當大的治療效益，且對健保、社會長照負擔與病患家庭的衝擊的減輕，都有相當大的好處，但不論進行靜脈溶栓或動脈取栓，對治療時間的要求也是越快越好，這有賴病患及家屬自覺以及醫療照護體系協

助。透過衛教與宣導，讓民眾對於急性腦中風有所警覺，在發生症狀後盡速就醫，爭取黃金治療時間[63]。

　　以上三種做法都需要經過醫師的判斷處置，依照病患腦中風發生至送醫就診的過程，比對腦部和血液檢查結果後，才能決定治療手段，並不是一般民眾可以自救的。因為腦中風發生當下也可能合併出現癲癇、帕金森氏症、心肺症甚至怪異行為等，對於這些病徵的判斷和治療方式，絕非「通通血路」就會好。

　　中風本身所衍生的臨床症狀太過多樣化，連未經專業訓練的醫師有時都難以判斷，在未以影像證實是腦出血或腦梗塞前，也絕對不能投與任何藥物，因此相關治療訊息一定要由專科醫師提供，一般人能夠做的就是讓中風病患在黃金時間窗（三小時）內送達醫院，由專業醫師評估有效的最佳治療方案。

---

63　崔祐堃，「急性缺血型腦中風動脈內取栓治療——簡介、現況、與展望」，台灣腦中風學會第 23 卷第 3 期，2016。

# 04

# 中西醫合作大趨勢，即刻救援腦中風

## ──中西醫學相輔相成的最優化整合治療

---

即使西醫是現代醫學主流，仍難以征服許多像腦中風一般的複雜疾病，然而類似的疾患卻已在中醫領域中被研究、診療了千年。

近十年來中醫界也主動引進實證醫學進入中醫的臨床研究，因此也有越來越多的西醫臨床工作者願意與從事中醫的同業合作，共同照顧病患。

腦中風發生的當下，大腦會啟動一連串自我修復且（或）惡化的連鎖反應，自律神經紊亂（低副交感且／或交感神經過亢）[64]，伴隨血壓、血糖或體溫升高，大腦血液灌流的方式改變，睡眠的生理時鐘重（錯）置，漸漸梗塞區域壞死或血管內阻塞的範圍繼續擴大，當下的快速變化是隨著身體本身條件變動的。

　　所以，我一直強調，腦中風這項疾病並非一般民眾可以自行處理或急救的。一旦發現自己或他人有腦中風的跡象，馬上到大醫院急診室是保命的根本之道。至於是屬於出血型、缺血型腦中風？後續該怎麼救治？請交由專業醫師來研判。

　　前面我們提及有超過七成患者為腦梗塞，在西醫診治上大多使用抗血小板藥物、血栓溶解劑、血管內治療三種方式來救治，那中醫的診治方式呢？民間常見的腦中風發生緊急處理，是將十個手指尖點刺出血（源自中醫的十宣放血），我自己在急診照會做神經學評估，也常遇到患者的手指尖有紅點，代表此患者到院前已做了十宣放血。

　　那麼，這類病患與沒放血的患者到底有無差異？以我個人的臨床觀察來看，做了十宣放血的病患在送達急診室時，平均血壓較不會異常升高，神經學症狀沒有持續惡化的現象，但因

---

64　參考文獻：Raphaely Beer N，et al."The cardiac autonomic nervous system response to different daily demands among patients at the sub-acute phase post ischemic stroke and healthy controls." NeuroRehabilitation. 2018 Apr 7. doi: 10.3233/NRE-172295. [Epub ahead of print]

為放血而獲得症狀完全恢復的卻也沒有。所以我個人對於急性腦中風病人進行十宣放血並不反對，但以此當作救命法寶，還是別抱太大希望的好。

特別提出「十宣放血」為例，是因為一般民眾總以為，這是中醫對於腦中風疾病的緊急救治術。事實上不然，十宣放血這個做法雖然不分腦中風的型態，其目的是以神經末梢的刺激讓患者清醒，而非真能達到降低腦神經損傷的效益。

那麼，身為一個中醫師，且具有西醫腦神經專科背景，我自己怎麼看待或選擇腦中風的診療方式？

當我自己 41 歲經歷腦中風，期間一直密切的在感受、觀察自己身體的變化，就是希望可以藉由自己親身經歷，更了解中西醫療法對於腦中風患者的影響和效益。發生腦中風當下，我先用針灸緩解了部分的神經症狀，在急性期的一週內，也會偶爾針刺自己右腳足三里穴，另外也保持著每日服用一次常規劑量阿斯匹靈，因胃不適而改服 Clopidogrel，後因臉頸潮漲，服用一週後停藥，往後間歇服用自己配的中藥方。

腦中風後兩個月，幾乎已經沒有手腳異常感，力量也使得出來，僅走路時偶爾會被醫院同仁提醒，右腳會往外甩，但我自己完全沒意識到，於此開始強迫自己低頭看著腳走路，刻意控制腳的動作。腦中風後三個月前往中國北京開會，在登八達嶺段長城瀏覽時，逗趣的用右腳金雞獨立站在傾斜的城牆走道

拍照，顯示我的身體已完全恢復。

對於其他人來說，看到的是我快速而神奇的預後成果，但對我自己而言，則是對於中西醫合作對抗急性腦中風這項疾病的治療功效更具信心。

## 擔任腦血管疾病患者中醫輔助治療試辦計畫召集人

即使西醫是現代醫學主流，仍難以征服許多像腦中風一般的複雜疾病，然而類似的疾患卻在中醫領域中被研究、診療了千年，中西醫若能合作，絕對可以造福病患。

為了讓腦中風的中醫治療具有數據上的支持，早在2006年——我自己真正中風之前，接下健保署開辦「腦血管疾病西醫住院患者中醫輔助治療」的試辦計畫召集人，在臨床的推動過程可說是挫折和沮喪，當時西醫的腦神經科醫師並不會主動提供病人家屬，可以由健保給付選擇中醫輔助治療的訊息。

以往在臨床上，住院期間的急性腦中風病患難以接受到中醫的治療，主要是因現代醫學對於中醫治療的信心不足，兩種醫療專業難以磨合。衛福部在2006年委託中醫師公會全聯會推出「腦血管疾病西醫住院患者中醫輔助治療計劃」，結合西醫腦中風治療團隊，腦中風病人在住院期間（包括加護病房），只需繳納部分負擔就能會診中醫，包括一週針灸三次及中藥治

療，以提升生活能力、減少後遺症及縮短住院天數。

　　我從擔任此計劃召集人為期六年，遇到病患或家屬詢問，幸虧當時還有部分腦神經科師長們能以開放的心態接受病家要求中醫輔助治療。或許老天爺真有其安排與使命，擔任計畫召集人期間我自己罹患腦中風，對於腦中風合併中醫治療的觀察性研究更有心得，而這份研究的口頭報告首次發表就是在北京天壇的 2009 年國際腦血管病會議，發表日期就是在我自己腦中風後的 104 天。

　　後來，研究團隊透過這項計畫的執行成果，將重大發現在 2011 年的國際醫學期刊《實證補充替代醫學》上發表腦中風合併中醫治療的觀察性研究[65]，也發現中醫針灸早期介入治療缺血型腦中風患者，不但可提高病患住院期間及出院後六個月的存活率，並能減少泌尿道感染、肺炎及腸胃道出血的併發症。

　　在擔任試辦計畫召集人期間，完成了健保資料庫 130 萬人抽樣檔的腦中風分析，提出更有說服力的數據，支持中醫介入腦中風治療可能有利心腦血管保護的研究論文[66]。健保署也在 2014 年將腦中風住院會診中醫輔助治療全面納入健保給付項目，算是完成階段性任務。

　　合併中醫針灸、中藥來處理腦中風的後遺症及再中風問題，從健保資料庫研究中顯示，的確是優於單獨使用阿斯匹靈或其他類似作用的西藥，至於中西藥之間的交互作用，近年也有來

自全球對中醫藥有興趣的醫學研究員做出報告以供查詢，相當即時便利。

有了臨床數據支持，西醫同事也較能接受中醫介入治療的風險低，也為病患帶來潛在的心腦血管循環的保護。漸漸的，這幾年來腦血管病住院病患的中醫照會病例就多了，而且很多西醫同事也會主動告知病家有這樣的服務，這是中醫、西醫、病患三贏的事。

這些年若有醫院同事本人或其家屬發生腦中風時，第一時間也會讓我知道，等到急診評估不適合施打溶栓藥物時，就是中醫師出手的機會。我的針灸治療腦中風足跡遍及高雄長庚的急診室、急診加護病房、急診觀察室、腦神經內外科病房暨加護病房、心臟內外科加護病房、內外科加護病房、胸腔內科暨呼吸照護病房……我很珍惜並重視與每一次西醫同事照會的機會，因為那不僅僅是醫療，更是中西醫合作的里程碑。

65　參考文獻：YC Wei, et al. "Pilot Scheme of Health Policy in Stroke Adjuvant Acupuncture Therapy for Acute and Subacute Ischemic Stroke in Taiwan." Evid Based Complement Alternat Med. 2011

66　參考文獻：Chiu HE, et al. "Favorable circulatory system outcomes as adjuvant traditional Chinese medicine (TCM) treatment for cerebrovascular diseases in Taiwan." PLoS One. 2014 Jan 27;9(1):e86351.

5a

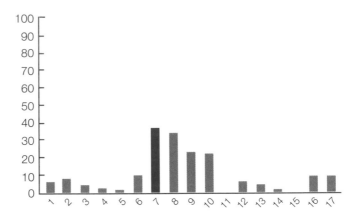

5b

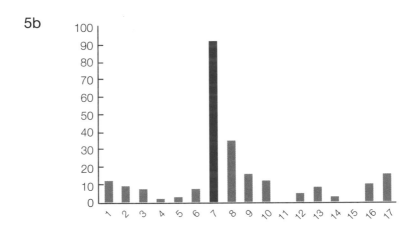

2006~2007 年健保資料庫 130 萬人抽樣檔分析結果顯示，腦中風有介入中醫輔助治療的患者（5a）與無中醫介入者（5b），其再度入院的疾病分類，後者明顯以循環系統疾病居多，顯示腦中風住院期間介入中醫治療，對於循環系統有較大的保護作用。

| 疾病類別 | 疾病名 |
|---|---|
| 1. | 傳染病及寄生蟲病 |
| 2. | 腫瘤 |
| 3. | 內分泌、營養和新陳代謝疾病和免疫性疾病 |
| 4. | 血液和造血器官之疾病 |
| 5. | 精神疾病 |
| 6. | 神經系統和感覺器官之疾病 |
| **7.** | **循環系統疾病** |
| 8. | 呼吸系統疾病 |
| 9. | 消化系統疾病 |
| 10. | 泌尿生殖系統疾病 |
| 11. | 妊娠、生產及產褥期之合併症 |
| 12. | 皮膚及皮下組織疾病 |
| 13. | 骨骼肌肉系統及結締組織之疾病 |
| 14. | 先天畸形 |
| 15. | 周產期病態 |
| 16. | 徵候、症狀及診斷欠明之各種病態 |
| 17. | 損傷及中毒 |

依照 ICD-9 國際疾病分類代碼

## 中西醫學融會貫通，效益遠勝單打獨鬥

以往，西醫「實證醫學」的觀念深植全球醫界，診療方法的確立得先蒐羅全世界可信度高的臨床研究，進行統合性分析，得出更客觀的數據之後，再提出對此疾病最佳診療建議，最後再運用在臨床上。

只要未經此實證方法驗證的醫療方式，一概被西醫視為「傳統醫療」。但事實上，西藥製備的來源跟中藥的來源並無二致，都是源於一般動植物，只不過後期因臨床觀點不同，而讓中西藥的製備產生差異。

舉例來說，阿斯匹靈是源於柳樹皮中發現的化學物質，早在公元前 400 年柳樹皮就用來治病，希波克拉底用它來治頭痛。1760 年代柳樹皮被拿來嘗試治療一些有炎症反應的疾病；1823 年義大利從柳樹皮中萃取出現在阿斯匹靈的有效成分楊素（Salicin）。

1853 年法國科學家合成出水楊酸（Salicylic Acid），但有腸胃刺激性；到了 1893 年德國科學家在合成過程中加入乙醯支鏈（Acetyl Group）才改善了阿斯匹靈的腸胃道刺激狀況，1897 年德國拜耳公司開始研究乙醯水楊酸的醫療用途，到 1899 年拜耳才真正以「阿斯匹靈」（Aspirin）為商標，完成了第一個臨床研究後上市。

1960 年代開始，開始有阿斯匹靈抗血液凝集的研究；1974 年臨床研究首度證實阿斯匹靈可預防心肌梗塞；之後 1997 年也開始有大型腦中風患者研究探討阿斯匹靈的功效。

為何以阿斯匹靈為例？因為它是源自天然植物——柳樹皮，在醫療上使用了兩千年才有科學家開始研究探討它的作用，像這樣安全有效的藥，就算沒有西方實證醫學的臨床研究數據驗證，也使用了二千年。

同理可證，中醫學的診療方式已行之二千年以上，像是針灸[67]、中藥，古代沒有監測儀器或血液檢查等現代科學工具的紀錄，是以中醫很難重製診療的數據標準，長久以來無法被以西方醫學的實證醫學角度所接受，所幸時至今日，「證據醫學」的普世價值崛起，才讓針灸、中藥逐漸從臨床療效研究中獲得重視。

不可否認的，中醫是全世界傳統醫療中，保留最完整且有助益的醫療方式。我自己身為中西醫雙執照醫師，以西醫觀點來說，腦中風有其最佳治療方案及治療極限，但是以中醫觀點來看，中醫師在乎的不是腦中風的治療極限，而是如何醫治病患臟腑經絡失衡的狀態。

---

67　2016 年 4 月 16 日，「中醫針灸」列入聯合國教科文組織的「人類非物質文化遺產代表作名錄」。

醫療法規在疾病急性期以西醫為治病主要專業，一般人以為中醫在疾病急性期發揮不了作用，所以中醫一直被定位為調理的角色，至為可惜。事實上，雖然中醫在延緩疾病發生及疾病發生後恢復期的照護功用顯著，但中醫的治病本質大多仍是以急性病治療為主，只是因經驗複製難度高，以往不被現代醫學重視。近年因實證醫學的臨床研究方法也運用在觀察中醫的臨床診治上[68]，使得中醫在國際上補充（替代）醫學的地位舉足輕重，甚至有更多「類醫學」的方法是模仿中醫治療而形成。

　　為了將中醫的學問與專業遞延下去，近年來中醫界也主動引進實證醫學進入中醫的臨床研究，將中醫界診療的方式，轉譯為西醫臨床工作者可以理解的語言，因此也有越來越多的西醫臨床工作者願意與從事中醫的同業合作，共同照顧病患。

　　中醫絕不是坊間唾手可得的草地醫療，中醫師的養成與西醫師一樣艱難，但中醫能用很低的醫療成本來執行診療業務，我樂見未來如果能將中醫學全面納入醫學院醫學系的課程，台灣的醫師只需要考一張執業執照，把中西醫學都能融會貫通的使用，對於節省醫療資源和救治病患來說，效益遠超過以往中醫、西醫單打獨鬥，才能有效打擊腦中風這種頑強又複雜的疾病。

## 腦中風後的中醫醫療照護準則

中醫的診治概念是相當靈活且全面的，不單只是看臨床儀器、檢驗所呈現的數據，還要看儀器監測不到的未來——疾病本身的發展趨勢，能洞燭機先，就能防患未然。因此，中醫在腦中風後的醫療照護，一是盡力恢復因腦神經受損所造成身心障礙的復健，二是進行預防二次腦中風的相關行動。

腦中風後若已是嚴重身心障礙，那麼給予積極的照護也能延緩或避免再次的醫療重大事故發生。坊間認為腦中風治療黃金期是半年內，那是因為多數臨床研究以半年做一個比較的參考點，真正的黃金期，是離腦中風發生後的時間越短越好，而腦中風後的健康恢復程度，取決於此疾病本身的侷限性，以及能否提供恢復歷程中所需的有效資源，考量的是經濟效益問題。

任何重大疾病都有其恢復健康的侷限性，腦中風就是其中一種，包括疾病自身的嚴重度、疾病特質及介入治療的手段，每個病人都是唯一的，臨床統計是個概算，不代表任何單一病人所遭遇的情境。醫療工作者除了服務病患，也擔負著開發更好、更安全的診斷治療技術的任務，所以醫學科學的進步沒有終點，

---

68　劉建平著，邱顯學校譯，《中醫藥實證的臨床研究方法》，合記圖書出版社，2017

投入此專業的人終其一生都有所體悟，我們在既有基礎上，除提供當前最好的醫療服務，還要為「明天過後」的醫療做準備，而中醫是能在現代醫學不足中發揮補強的角色。

腦中風後的照護不外乎食衣住行育樂的基本生理需求，一般正常人也都需要，只是生過病的人要依照疾病狀態做點調整。如果病患本身在腦中風當下，合併發現有其他的潛在疾病，例如代謝症候群、心血管疾病或其他，更要謹慎配合醫囑用藥及飲食。

以高血壓來說，是否與鈉鹽攝取有關？還是心因性或腦血管硬化導致腦中風？西醫的臨床處理可能選擇鈣離子或交感神經阻斷劑控制血壓，以抗血小板凝集藥或抗血栓藥維護血液循環，輔以血管末梢循環用藥，建議低鈉鹽飲食等等。

然而，中醫源疾病詞沒有高血壓這種病名，是以腦中風當下的證型來做治療判斷，依照表現的體徵來辨別腦中風當下呈現的臟腑經絡現象，經望、聞、問、切四診後（等同西醫的「問診」到「理學檢查」階段），透過所謂的系統性「辨證」（等同西醫的「鑑別診斷」），實施藥方或針灸或其他治療手段，並囑以膳食養生的建議。

腦中風後的中醫防護，我將分成幾個面向來談，從基本生理需求、動靜態身心練習、中醫醫療協助到平日調理臟腑經絡的方法。

## 食衣住的正確觀念

從吃的方面來談，永遠要把「控制熱量」擺在首位，其次是「營養均衡」的飲食。一項最新研究認為，飲食時間和食物種類對於減肥和控制體重一樣重要，這一觀點也和中國傳統醫學中「飲食有節」、「飲食以時」的養生治病原則相吻合。

學術期刊《細胞代謝》（Cell Metabolism）指出，現代生活方式造成我們每天可以進食的時間選擇性多，無意間攝入太多的熱量。中醫講究「食其時，百骸理；動其機，萬化安」，意指進食時間要有合理安排，才能符合身體需要，臟腑器官的機能才能正常發揮，身體才能健康。現代人不分時間的隨意進食，會打亂胃腸正常的消化規律，結果是滿足了口慾，但付出健康的代價[69]。

腦中風病人的飲食熱量與進食時間的分配更要注意，食物本身的寒涼溫熱特質也要明白，不當的食物搭配會造成胃腸消化吸收的負擔，延長了食物在腸道內排空的時間，甚至滯留。

中醫的飲食寒熱宜忌在坊間已有很多參考資料，在此不贅述，重點在於如何搭配飲食，中醫有所謂的「五色」、「五味」

---

69 資料來源：張秉開，〈中西醫告訴你 吃飯時間和吃甚麼一樣重要〉，大紀元，2015。

與「五臟」之間配置的概念，調和食物之間的顏色及味道，讓眼睛看的、鼻子聞的和舌頭嚐的有一定的關聯，那麼才能使身體器官間的運作協調，如病患體質偏虛證或寒證，飲食就要以溫熱食材為主；病患體質偏實證或熱證，飲食就要以寒涼食材為主。

## 中醫飲食宜忌

### 寒涼性食物

**寒性蔬果類：** 茭白筍、苦瓜、蓮藕、竹筍、大白菜、綠豆、蘆筍、荸薺、空心菜、茄子、蓮霧、橘子、葡萄柚。

**涼性蔬果類：** 白蘿蔔、黃瓜、絲瓜、冬瓜、奇異果、番茄、莧菜、香瓜、百香果、柚子、水梨、椰子、火龍果、李子、柿子、山竹、鳳梨、西瓜、瓠瓜、各種菇類。

**水產海鮮類：** 蟹、蝦、蚵、蛤、蜆、螺。

**其他：** 任何冰品、綠茶、抹茶。

### 辛熱性食物

**辛辣物：** 胡椒、辣椒、大蒜、芫荽、老薑、蔥、薤白（蕗蕎）、沙茶醬。

**燥熱物：** 牛肉、韭菜、肉桂、羊肉、大小茴香、燒烤及油炸製品。

**熱性水果：**龍眼、荔枝、芒果、榴槤。

**熱性食物：**咖啡、咖哩、醃漬品。

### 清淡甘平易吸收食物

**蔬果類：**菠菜、毛豆、玉米、芥藍菜、茼蒿、豌豆、芋頭、高麗菜、番薯、南瓜、甜椒、紅蘿蔔、秋葵、山藥、菱角、青江菜、芭樂、蘋果、葡萄、馬鈴薯、柳橙、木瓜、草莓、四季豆、櫻桃、桃子、檸檬、番薯葉、白（綠）花椰菜、豇豆（菜豆）、黑（白）木耳。

**肉品類：**雞肉、魚肉、豬肉。

**五穀類：**米、麥片、堅果類（未炒過）。

**奶蛋類：**雞蛋、牛奶、豆漿等。

### 滋潤性、富含膠質的食物

**動物性膠質：**雞爪、豬蹄筋、豬皮、牛筋、海參、海蜇皮、魚皮、海鱺。

**植物性膠質：**山藥、秋葵、皇宮菜、珊瑚草、愛玉、川七葉、石花菜、蓮藕、海帶、黑（白）木耳。

資料來源：中國醫藥大學附設醫院，2016
http://www.cmuh.cmu.edu.tw/upload/teaching/90000%20%E4%B8%AD%E9%86%AB%E9%A3%B2%E9%A3%9F%E5%AE%9C%E5%BF%8C10502.pdf

現代醫學雖然沒有這種觀念，但西方人也採用順勢療法或壽明論法，運用食材性味來平衡人的身心。對於一般人來說，體質判斷是不易的，因為這需要專業教育養成，所以切勿自做主張搭配病患飲食，應諮詢中醫師以免進退失據。

腦中風若留下吞嚥困難或飲水嗆咳的後遺症，勢必也都合併有口面歪斜、口角流口水症狀，這時飲食必須做吞嚥訓練，尤其是喝水訓練，嚥下一湯匙水後等待幾秒鐘，若無咳嗽才能再餵食第二口、第三口，假設每次飲水或吞口水都咳嗽，那麼鼻胃管置放的管灌餵食才是保護病患之道，避免吸入性肺炎或反覆咽喉炎發生。

再來是衣著與居住條件，四季氣候的變動對腦中風病患是有影響的，衣著簡陋或華麗都與病患的實質健康照護無關，要隨著氣候的溫溼度調整病患衣著材質，台灣是海島型氣候空氣中的濕度高，白天穿著基本上要能通氣透汗且能擋冷熱風，入夜後則需視病人寒熱體質來增加或減少衣物。

切忌讓病患長期處在空調室裡，毛細孔失去調節體溫與排汗的作用，除降低免疫力外，對心臟及腎臟功能也是負擔。適度的走向戶外曬曬太陽，讓皮膚接觸陽光，就是西醫講的「大腦血清素」、「褪黑激素」的分泌有助正向思考，也就類同中醫所說情志方面的「疏肝解鬱」。

## ▌吞嚥障礙的專業評估團隊

　　吞嚥障礙的專業評估屬復健科物理治療的專業。舉凡因為構造、功能、心因性的起因，而造成進食、咀嚼、吞嚥過程中的任一環節，無法吞嚥、營養攝取不足、引發嗆咳，造成體重下降、吸入性肺炎、營養不良等後果，都屬於吞嚥障礙的範疇。從這樣的定義延伸出來，介入的專業團隊可能有：

* 醫師：解決鼻咽、食道、胃部等構造問題。
* 牙醫師：解決牙齒咀嚼問題。
* 物理治療師：解決姿勢擺位及手部上抬問題。
* 職能治療師：解決食器運用以及進食過程的問題。
* 營養師：解決食物組成及養分組成，如何最有效率吸收充足養分問題。
* 護理師：解決鼻胃管、胃造廔等管路護理、清潔問題。
* 語言治療師：透過直接或間接的訓練提升吞嚥功能，有效率的將食材正確的吞進食道，而非氣管。

## 動靜態身心練習

　　腦中風留下的後遺症，最常見的便是肢體運動或感覺障礙，所以病患容易發生跌倒的意外，對於不良於行的病患，除了行動輔助器材以外，平日也要多做緩和肢體張力和感覺平衡的練習。

　　在中醫的五術裡，所謂的「導引」術，包含了靜坐冥想、氣功、呼吸吐納、五禽戲、八段錦及太極拳等都是可以運用的，選擇合適病患肢體動作能簡易達成的導引術，逐步改善肢體控制的情況。

　　腦中風常見的偏癱治療，中醫所謂軟癱、硬癱，前者以布氏動作階段（Brunnstrom Stage）分期屬第一期，後者為第二至第五期，無論針灸中藥或其他外治法，都是朝第六期甚至完全恢復動作正常的希望前進，而這類的腦中風復健目標也是如此，但因疾病本身嚴重度的緣故，軟癱比硬癱難治，所以階段性的恢復更難，需要的時程更長。

## ▌布氏動作階段分期

**I 期〈遲緩性癱瘓期〉**：隨意運動消失；肌張力低下；腱反射減弱或消失。

**II 期〈痙攣階段〉**：出現痙攣和共同運動；上肢屈曲模式在先，伸展模式在後；下肢伸展模式在先，屈曲模式在後。腱反射亢進；肌張力增高；患側肢體出現隨意運動，但由於肌張力分布異常，姿勢與運動出現異常模式。

**III 期**：痙攣加重，可隨意引起共同運動，無隨意伸展或放鬆屈曲共同運動模式。

**IV 期〈部分分離運動〉**：肢體逐漸擺脫聯帶運動固定模式的控制，出現了新的運動，這是運動功能改善的標誌。肘關節能伸直，手能摸尾骶部，拇指能活動，下肢可以站立，有條件的行走。

**V 期**：出現難度更大的分離運動，當患者能完成以下三種動作中的任何一項，就證明其功能已經進入分離運動階段：

　　1. 肘關節伸展，肩關節外展；

　　2. 肘關節伸展，上肢上舉肘關節屈曲 <20°，肩關節屈曲 >130°；

　　3. 肘關節伸展，肩關節屈曲，前臂旋前。

**VI 期**：上下肢功能接近正常，只是運動的速度和協調性不足。

另外，顏面偏癱所造成的口角歪斜流口水，或因偽球性麻痺（Pseudobulbar Palsy）所致的舌頭發音咬字不清，甚或吞嚥困難容易嗆咳，都可以透過針灸獲得一定程度的改善[70]。

腦中風後的排遺問題也是中醫在處理腸胃功能障礙最普遍容易解決的問題。除此之外，例如腦中風後的睡眠障礙、憂鬱症、帕金森氏症等都有一定程度的緩和或改善。至於因感覺系統受損所造成的皮膚異常感，或平衡系統受損所造成的姿態或步態不穩，以及視覺聽覺區受損的恢復，則取決於受損的嚴重程度。

腦中風後的中醫醫療協助除中藥、針灸，還有推拿、刮痧、拔罐等外治法，另精油藥浴也是讓身心舒暢的好方法。一般人平日難得接觸的中醫調理方式，生病後才開始接觸也不嫌晚，總比再發生憾事好。

## ▌ 偽球性麻痺

偽球性麻痺（Pseudobulbar Palsy）又稱假球性麻痺，是相對於真性球麻痺（Bulbar Palsy）的相反詞。

**1. 真性球麻痺**：延髓也叫延髓球，故把延髓麻痺叫球麻痺，也叫真性球麻痺。這是由延髓內運動神經核團或延髓顱神經（包括舌咽神經、迷走神經和舌下神經）病變（也可叫核性及核下性病變）而引起的麻痺，會有飲水困難、進食嗆咳等症狀，軟顎反射消失。

**2. 假性球麻痺**：假性球麻痺又叫假性延髓麻痺。因為雙側大腦皮質運動神經元或雙側皮質延髓束（也稱為核上性病變）損傷而引起的麻痺，叫假性球麻痺。如兩側大腦半球腦血管意外、嬰兒性大腦癱瘓（腦性麻痺）等。會出現飲水嗆咳、吞咽困難、聲音嘶啞、強哭、強笑等，但沒有舌肌萎縮，軟顎反射存在。

兩者通過腦核磁共振檢查及神經理學檢查，就能鑑別診斷。

---

70　參考文獻：Chen XH, et al. "Observation on clinical therapeutic effect of acupuncture on apoplectic pseudobulbar palsy". Zhongguo Zhen Jiu. 2005. [ 中國針灸，2005]

# 05

## 預防腦中風，從生活型態開始

### ——中醫養生＋西醫學理相互印證的健康管理術

無論中西醫，所有藥物都以治療疾病為主，所謂的「預防」指的是降低「或然率」而已。

「預防勝於治療」的觀念其實就是要改善人體亞健康的狀態，最後還是要回歸「健康的生活管理」。

針對腦中風治療的臨床實務，前面章節已多所談論，但不可否認的，中醫藥處方沒有所謂「預防腦中風發生的藥方」這回事，西藥當然也沒有，這就如同世界上沒有預防死亡的長生不老藥一樣。

　　無論中西醫，所有藥物都以治療疾病為主，所謂的「預防」指的是降低「或然率」而已，不保證疾病一定不會發生，更何況人都會生病，腦中風病僅是萬病之一。現在大部分的疾病發生當下都以西醫診療為首選，疾病發生前的亞健康狀態在西醫臨床定義不視為「病」，而疾病後的恢復在西醫認定屬「身體自我修復」的過程，所以中醫在疾病發生的前後期被視為只是調理，而非治病，但實情並非如此。

　　「預防勝於治療」的觀念其實就是要改善人體亞健康的狀態，最後還是要回歸「健康的生活管理」。什麼是「健康的生活管理」？先從一位好友腦中風的過程說起。

　　我因自己喜歡哼唱，常去 Pub 聽現場演唱，認識駐唱歌手Jon 已有三年多，他偶爾會來診所做調理，我知道他有高血脂症和因長年工作形態所造成的睡眠問題，但沒有高血壓、糖尿病或其他病史。

## 好友的腦中風紀事

2016 年 12 月 24 日，聖誕夜是 Pub 人潮的節慶高峰，也是駐唱歌手需要到處趕場的超級忙碌時刻。但當天早上 11 點半左右，我卻接到一通緊急電話。

「邱醫，芭芭拉姊找你，說急事……」芭芭拉是 Jon 的妻子，當時我忙著下午要到旗津醫院看診的準備，不加思索回說：「跟芭芭拉說直接帶去大醫院啦，我現在人不在診所，等等要去旗津醫院看下午診。」

沒多久芭芭拉又來電，詢問旗津醫院下午幾點開始看診，我直覺不對，接過電話：「Jon 怎麼了？」

「Jon 早上起床坐起來又躺下去，右邊怪怪的好像沒力……」芭芭拉的語氣緊張，我看了看錶，時間是中午 12 點半左右，趕快跟她說：「妳趕緊送去大醫院啦，如果是腦中風才有辦法應付。旗津醫院星期六下午沒人力，可能設備也不夠，沒有辦法充分檢查和治療協助，會耽誤到他啦！Jon 平常在哪個大醫院看病？」

「高醫，但是我不知道去了要怎麼跟那邊的醫生講，我只相信你啦。我看 Jon 還好，他說腳軟而已，不一定是中風，我開車從過港隧道先去旗津等你，待會兒見。」這是芭芭拉堅持到旗津醫院找我的最後一句話，下午二點我走進旗津醫院，穿過

病人等候區時已看到芭芭拉站著望向我，Jon 坐在椅子上神情看似無恙，但總覺得他的眼神有點不專注。

芭芭拉大致描述了他早上的狀況後，我就直接和 Jon 對話，「你現在覺得怎麼樣？」

「早上起床坐起來，不知怎麼又躺下去，頭有點悶脹，現在還是。」他回答。

「最近幾天有什麼不一樣嗎？」我再問。

「昨晚凌晨二點半唱完第二個 set，蹲下整理歌譜和背包時覺得右腳怪怪的，我踢踢腿、動一動好像還好，離開時還想著是不是聖誕節前接的活動多，太累。下場後跟同事聊沒幾句，三點左右離開，回去以後睡不著，去附近跑跑步，腳好像也還好，回家休息差不多早上五點睡著，九點多醒來，就這樣。」Jon 回答。

我接著問他的症狀，Jon 說，「右手感覺有點麻麻的，好像不太靈活，右腳好像沒什麼力氣，右嘴角有點麻。」

這一聽，我的精神有點繃緊了，判斷可能是持續進行中的腦中風惡化，但無法判斷是否為腦出血，無法立即給予阿斯匹靈。而和 Jon 的對話過程中，我注意到他的表達用詞也比我了解的他遲鈍些。

我請他站起身來，但他似乎要用手撐住椅子才能站立，而且右腳撐不住，身體的重量全落在左腳，我見狀連忙攙扶著進

診間治療室，他將手臂繞過我的脖子，另一邊由芭芭拉護著，Jon 的右腳幾乎是被我拖著走，比他描述凌晨的狀況更嚴重了。

我邊走邊跟芭芭拉說，現在不能就這樣讓你們離開，得先做處理再立刻送他到高醫。然後大聲跟現場候診的病患們說，「抱歉，目前這位朋友最緊急要優先處理，請你們耐心等等。」進診間治療床後，我讓 Jon 坐著，量血壓 170/95 mmHg，檢視舌脈象，舌質黯淡舌中苔薄膩，左脈數右脈濡數，近日排二便尚如平常，無身熱發汗狀無疼痛，無喘促但覺疲累。

查了下子午流注開穴時辰，納甲法無開穴，納子法穴開小腸經原穴腕骨（右手、半刺法不留針），接著刺舌尖、廉泉、強間穴不留針，然後讓他躺下，刺左少衝微出血不留針，瀉左太衝、右風市、右足臨泣穴各五呼後留針，再補頭部神庭、百會、左率谷穴、右大迎、右合谷、右足三里及肚子氣海穴，均留針半寸不做呼數。

約莫 15 分鐘後，我將雙手的針移除，要他動一動，感覺一下。他說右手麻的感覺退了，似乎手指較靈活些，但手還有點晃。接著我先等他的頭悶脹感已退，再移除頭部針，最後才移除肚子和腳上的針。

## 及時就診視為最優先處理

Jon 試著自己坐起，動作順暢多了，對話也較流暢，量血壓降到 155/90 mmHg。我護著讓他站在床邊，試試自己輪流原地抬腿踏步，Jon 自己也說右腳已回復到跟凌晨差不多的狀況，頭部悶脹感退了，也不麻。

我詢問 Jon 的工作排程，希望他把今晚和一週後的跨年晚會都停掉，因為症狀快速解除的腦血管問題，在短期間內復發或惡化的可能性不低。但芭芭拉覺得 Jon 的症狀很快獲得改善，接下來的表演應該沒問題，我板起臉說「不行」。

不過，眼前最優先要處理的，就是直接到高醫急診室，我請芭芭拉帶著我的名片過去，跟急診醫師說 Jon 是急性腦中風。現場氣氛凝重，芭芭拉說今晚的演唱可以先請人代班，但跨年晚會是那間美式餐廳第一次舉辦，接洽很久才談定，門票都售完了對負責人很難交代。Jon 跟芭芭拉討論完，折衷方案是如實的與餐廳負責人報告，只唱跨年倒數的那一段主秀，而我則要求一定要讓我到現場監控。

Jon 和芭芭拉約莫在旗津醫院停留 30 分鐘後離開，我再三叮嚀芭芭拉，務必立刻載 Jon 到高醫，我的針刺法不知道能頂多久，急性腦中風隨時可能再惡化。接下來的診務讓我無法追蹤狀況，直到下診休息時才看到手機訊息，Jon 在高醫急診處做完

腦部電腦斷層，已安排住院，等待轉入神經科病房。

兩天後（12/27），我去了趟高醫看 Jon，精神及生命跡象穩定，言語表達已回到我認識他的水平，右手輕微不穩，右腳已能控制，但下床走路偶爾會腳軟一下。我問芭芭拉前天在急診狀況如何？她轉述神經科醫師的話說，電腦斷層攝影顯示左腦深部有一個淡淡的黑點，還要住院觀察並等待腦部核磁共振檢查。

我放心許多，果然不是腦出血。我再幫 Jon 做了幾個神經理學檢查，右手力量不差，但還有點晃，右腳能走，偶有軟腿感，右臉不麻。Jon 說，前來訪視的住院醫師做完理學檢查後，無法理解為何他能恢復得這麼快，還特別詢問是否有先吃藥或做什麼處置？ Jon 坦白回答，有在旗津醫院做針灸。住院醫師聽了一臉不可置信樣，但沒有多說什麼。

我有隨身攜帶針具的習慣，為了「萬一」做準備，幫 Jon 診完舌脈後，再次做針刺治療，以身體右側陽明經穴補法為主。12 月 29 日我再去了趟高醫，核磁共振報告確定 Jon 是左大腦急性陷洞型梗塞（Lacunar Infarction），預計隔天早上可以出院。

我要 Jon 下床做些簡單動作，他右手做勢拿麥克風唱歌，力量雖夠但不穩定。他自嘲笑說，當晚就選唱可以忽大忽小、忽遠忽近的歌，手晃起來就像是表演的動作，不會被發現。

2016 年 12 月 31 日，晚上 11 點。我到餐廳門外遇見芭芭拉，11 點半左右 Jon 下了計程車，我和芭芭拉迎上去，看 Jon 的氣色有點差，我連忙詢問，還好吧？他回答，「昨天才剛出院，今晚就要唱跨年，那個感覺還在，會不會再來一次啊，有點擔心。」

　　我拍拍他的肩說，「我會跟在旁邊，別怕。」一行人便穿梭擁擠的歡樂人潮，逕向餐廳內舞台走去。

　　Jon 的舞台渲染力很強，總能在串場時引得現場聽眾大笑，能歌載舞頗受好評，在高雄的餐酒館駐唱了 20 年。當晚第一首歌唱完，現場就 high 翻了，接近跨年倒數時刻，一首耳熟能詳的歌下了前奏，是歐洲合唱團的〈倒數計時〉（The Final Countdown，1986），現場 high 到屋頂都快掀了，我在帷幕後方看著 Jon 又唱又跳，心裡卻有些不踏實。

　　他習慣右手拿麥克風，我看出他的右手還有點晃。倒數時刻來臨，Jon 引導著大家跨年倒數，「5、4、3、2、1，Happy New Year……」接著說了幾句話後，音樂再下，他退居副手合唱，表演段落結束。他走到我身旁的椅子坐下，面色凝重，額頭汗珠不止。

　　我詢問還好嗎，是否要繼續唱？他示意很疲憊，不唱了要下台休息，我緊跟他的身後走下台階，看他雙手張開，似想平衡身體，我不想引起現場注意，很技巧的快步貼在他身後，手

扣著他的後腰帶以防他軟腿，帶他走向朋友的餐桌坐下時，見他神情若有所思但不專注。

我問 Jon 要不要針灸，他說好。我們走到外面停滿機車的走廊，隨機找了一輛機車讓他靠坐，我下針刺瀉強間、啞門、雙頭竅陰穴，接著補神庭、百會穴，依序均不留針，不到三分鐘時間，他說，「暈麻的感覺消失，腦袋清楚多了。」沒多久，我確認狀況解除，就先行離開。

## 中醫針灸接續西醫住院

經歷這次急性腦中風事件後，Jon 保持著規律的作息及飲食，也有散步、騎單車或游泳，第一個月內休息不接演出，之後二個月內雖工作分量減輕，仍不敢大意，保持一週三次的針灸；腦中風三個月後，身體狀況已能負荷之前的工作量。隔年（2017）聖誕夜演出後，我們一起吃飯，他笑臉四溢的說，他活過來了！

12 月 31 日，同一美式餐廳再邀他接跨年表演，因為去年好評熱烈。而這次的跨年演出，前後要六個小時，那晚我仍以貴賓身分到場，但這次我是真的能坐在台下，跟著現場客人開心的欣賞 Jon 的表演。

為什麼要特別提到 Jon 的例子？因為他是在急性腦中風發

作時及時就診，經由中醫針灸並接續西醫住院觀察，發病後一週便恢復工作能力的典型案例。

Jon 的工作性質必須日夜顛倒的生活著，對身體一定會造成一定程度的傷害。但是當前各行各業的人生百態，已無法完全套用「日出而作，日落而息」的養生標準，該如何指引每個人在兼顧忙碌生活和保護健康中取得平衡，是我從醫至今一直在為人們思考的問題。

建立行動準則以符合每個人的健康需求其實很難，坊間許多寫著「教你輕鬆完成」、「三分鐘搞定」、「這麼做就對了」之類的簡易內容，都無法全面提供病患真正的養生指引，建立「健康的生活管理」實務做法，還得依據每個人不同的生活型態調整之。

## 依「工作型態」區分的生活作息法則

一般人的生活作息，依據工作型態大致可分為靜態、動態，固定及不固定時段四種類型：

### 靜態工作

靜態的工作方式以固定位置為主甚少移動，長時間坐著或站立，容易導致下肢靜脈迴流慢或淋巴阻滯。所以工作需要長

時間坐著時，要隨時提醒自己伸伸懶腰、動動脖子，站起來伸展四肢，讓血液循環能因肌肉張力的改變而有所變化，這樣血液代謝的效果不比運動差。

時不時搓揉手腳，用手按摩或輕揉臉部及脖子，讓僵化的肌膚得以溫煦，腦部的血液灌流才會活絡。

若工作需要長時間站立不動，要適時的雙手扠腰，做上身前後左右搖擺動作，抑或是腰臀順逆時針反覆劃圈幾分鐘，偶爾蹲站幾次，測試關節，或呼吸吐氣時緩緩下腰，雙手朝腳尖碰觸，延展腰背，如此的工作日常較不容易發生頭昏。

## 動態工作

動態的工作方式必然與經常性的走動有關，腿部肌肉做功耗氧量大，腰背臀部肌肉連動性的較易痠痛，產生疲累感，此種情況下容易因肢體控制力變差而受傷，所以最好的身體保護方式，便是平躺完全放鬆，當然這時候可能很快能進入睡眠狀態，不妨小憩幾分鐘，雖然只是小盹，卻能緩和身心緊張讓大腦充分休息。

動靜參半的工作是最普遍的生活型態，人是動物，自然會動靜交替的調整作息，一般人鮮少能忍受長時間的靜態或動態工作，大腦通常會發出警訊告知身體的不適，應該順從身體的渴望，想靜就靜，想動就動。

工作生活週期影響中樞神經的運作甚鉅，地球自轉的一日週期 24 小時中，人們普遍以六到八小時的夜間睡眠時間為主要休息時間，然而現代文明的多元發展，條件性工作的多樣選擇，讓人們有很多生活習慣上的歧異。生理時鐘為了工作必須重新做設定，以協調出較好的生理狀態，在這年代以每日的工作時區週期分類，大致可分為固定時段型和不固定時段型，固定時段型有分朝九晚五的白天，還有夜間的，不固定時段型有三班輪制的，還有不特定時間的工作生活型態。

　　從中醫的時間醫學觀點，晚上 11 點至清晨五點間是極為重要的大腦生理調整時間，晚上 11 點進入睡眠才符合白天工作的生理條件，當睡眠啟動後，身體進行無意識干擾的生理代謝，交感神經活性降低，副交感神經活性提高，臟腑在這期間作適度的自主調節。

## 固定時段

　　朝九晚五的上班族是工作週期相同且為數最多的一群人，涵蓋了大多數的受薪階級，因為工作時段在白天且穩定，符合地球上晝行性動物的作息規律，生理時鐘的運作恆定，大腦中樞神經及泌尿生殖軸隨著日光節奏分明，得以機械性的運轉，內分泌系統及新陳代謝按部就班，在沒有其他環境不良條件的影響下，一般身體較不會出現生理障礙。

朝九晚五的上班族，離開工作崗位時的休閒生活一定要安排，輕鬆的社交活動或關心家裡其他成員閒聊是必要的，適當安排閱讀、藝術、音樂、表演等欣賞，對於大腦的好處已不在話下，疲累時洗浴、按摩、睡覺都是顧腦的做法，肚子餓才用餐，營養要均衡且充分，但要控制熱量，不宜在過度疲累的身體條件下從事任何運動，那會帶來災難。

　　夜生活或工作時段，若橫跨晚上 11 點至清晨 5 點間的大腦生理調整時間，身體要承受生理時鐘調整時所產生的不適，如同搭飛機直接跨地球時區到另一個國度生活，生理性的頭暈、精神不繼、很累卻又睡不著、噁心感、食慾不振等，都是初期常見的過渡現象。

　　要注意的是，長期需要過夜生活的人，當生理時鐘已經穩定，睡眠時間被轉移到白天，大腦內的神經內分泌物質的釋放週期雖然會調整，生物生理多少仍然受到太陽引力、輻射的週期性影響，所以營造舒適的白天睡眠環境很重要，如果長時間睡眠品質不佳或睡眠剝奪，那麼白天持續不睡頻打哈欠，精神不專注判斷力下降，容易發生意外，免疫力也會下降。

　　因此，固定時段夜生活或工作者，切忌過度安排白天的活動，那會延後睡眠生理時鐘，且更可能壓縮睡眠時間，到後來即便吃褪黑激素或助眠藥，仍難以入睡或睡醒無飽足感，睡覺時盜汗惡夢連連。至於三班輪制的工作者，一定要在班表確定

後，立刻擬定處理日常事務可運用的時段，多多運用有週曆的記事本，嚴格執行休息與做事的規律，這樣才能減少因調整時差所帶來的身心負擔。

## 不固定時段

不固定時區型的工作如三班輪制的，通常是一週到一個月不等的輪值，也有一季輪值一次的。生理時鐘面對一週內調動一次的工作輪值是最嚴峻的，長期來看工作三班輪值制似乎是常態，但一週內才剛調整好要適應的生物生理，卻馬上又面臨不同時段的生活週期，整個人終年呈現未真正的得到鬆緊交替的狀態，每日精神也時好時壞，無法有持續活力滿滿的充足感。

我在 2013 年有幸以家長及隊醫身分，跟著大兒子參加的高雄市東光國小手球隊，代表台灣到丹麥喬陵蘭參加手球分齡錦標賽（Dronninglund Cup）。丹麥夏天日照時間長，太陽在晚上九點下山，十一點後才全夜，早上三點就天亮，五點即出太陽，比賽期間我和當地值班家長閒聊，詢問如何處理睡眠問題。當地人們仍以夜間睡眠為主，家裡都有不透光窗簾，基本上晚上六至七點以後就會把窗簾全拉上，室內點小燈，營造夜裡的氣氛，且盡可能不外出受日照，以免影響工作、就學的生理時鐘。

丹麥人不認為日照長就該延長日間活動做更多事，也同意睡眠時數不足是對身心有害的。他們對於健康生活的管理邏輯

很清楚，但悲慘的是，我本就不習慣白天睡覺，那幾天嚴重睡眠不足，白天一直活動卻反而腰背痠痛、心悸怔忡，眼皮重卻無睡意，只期待黑夜趕快來臨，當然這也有跨時區的時差問題，導致生理時鐘整個大亂。

不特定時間工作與生活夾雜的人們，大多可以利用工作空檔調整生活的步調，一般來說，這類工作型態的人們反而比較有喘息的生活方式，唯一要注意的是，怕是休息及工作時間界線不明確，大腦沒有得到充分的喘息，心腦血管突發性痙攣的風險大增，視力、聽力、專注力時間過長也會導致感官的快速退化。此外，不固定時區型的生活型態，搭配飲食及休閒運動的選擇，也扮演相當重要的角色。

## 依「食物種類」區分的飲食法則

前文提到，代餐食物種類雖多且口感吸引人，但絕不能成為沒時間吃正餐的藉口進而發展成常態，之所以稱為代餐，顯然不適合作為日常主食，因為它們的營養不充分又普遍性的熱量高。

人類以澱粉為主食，也天生雜食的動物特性，是故葷素都吃。肉品食物的來源有陸海空三種型態，肉品又分白肉及紅肉，區分紅肉和白肉的方法，是在於肉類烹煮前的肌紅蛋白數量和肉

質顏色,從一般營養學的角度來看,豬、牛、羊等家畜類肉類(哺乳類動物),肌紅蛋白含量較多,在烹煮之前的肉質顏色偏紅,因此歸為「紅肉」;雞、鴨、鵝、魚、海鮮等肉類(非哺乳類動物),肌紅蛋白含量較少、烹煮前肉色偏白,被歸類為白肉。

　　世界衛生組織的國際癌症研究機構(IARC)在 2015 年發表報告,提到多吃紅肉與各國大腸直腸癌人口逐年增加有很大的關係,因此將紅肉列為 2A 級的「可能致癌物」,人們自此降低了攝食在紅肉中膽固醇與飽和脂肪酸的量,有趣的事是,並沒有足夠證據顯示,相較於白肉,紅肉有明顯的健康風險。肉品是組成身體必需胺基酸的來源,與修復身體損傷有很大的關係,所以無論您是哪種生活型態或工作時段,肉類食物是不可或缺的,我建議每次用餐時,必要選擇一種肉品就好,無論紅白肉。長年茹素的人雖都反映健康狀態良好,2016 年一份國外的研究報告指出,比起 311 位長期葷食的美國人,234 位長期吃素的印度人有更高比例引發體內基因突變,增加罹患心臟病及癌症的風險[71]。不過,素食團體認為這可能是肉品廠商贊助的研究才有的結論。

---

71　Kothapalli KS, et al. "Positive Selection on a Regulatory Insertion-Deletion Polymorphism in FADS2 Influences Apparent Endogenous Synthesis of Arachidonic Acid". Mol Biol Evol. 2016 Jul;33(7):1726-39. doi: 10.1093/molbev/msw049. Epub 2016 Mar 2

## 肉品、水產

在中醫歸納的肉品裡，除了牲畜、禽類以外，較特別的是爬蟲類、兩棲類和魚類，或其他水產軟體、甲殼類。爬蟲、兩棲類非恆溫動物（或稱變溫動物），血液循環依舊是以紅色為主，滋陰補血功效比一般肉品強，氣血耗弱時食用能快速回填精力，但不適合用於平日主食，非因氣血亡佚的條件下食用是浪費，也會造成生態浩劫。

魚類屬性偏涼，雖紅色血液但是冷血動物，一般人大病或手術後初癒，老一輩長者習慣燉煮魚湯，那麼烹調時以酌量蔥、薑或蒜來中和其涼性是必須的，氣血虛衰不宜只有單一鮮魚湯，尤其正在使用抗生素者易致脾胃虛寒，未加蔥薑蒜反而會引起嘔噁，也會導致傷口癒合較慢，如不喜歡蔥薑蒜味，魩仔魚或丁香之類的小魚可以煮爛帶骨食用更好。

水產軟體類動物像章魚、小管，腹足類的螺、牡蠣、蛤蠣和鮑魚，甲殼類的蝦、蟹、蝦蛄等，前兩類均富含優質膽固醇和鈣鎂鋅錳等微量元素，能快速補充日常生活中的精神疲累及協助修復組織損傷，每週可以有二至三天配膳這類食材，但也因富含嘌呤，如同動物內臟，有痛風症的人攝食要留意用量。

甲殼類水產對於泌尿生殖系統的維護也有很大的貢獻，入足少陰腎、足太陽膀胱兩經，是精神耗弱時的快速補充食材，甲殼素對於神經性皮膚損傷的修復亦有貢獻，然而這類食物屬

性偏寒，也容易致敏（組織胺），所以烹調時建議以（芝）麻油、香油、苦茶油等來制其寒性，一般來說，水產只要即食新鮮，大都不會有敏感問題，而過敏體質的人在食用這類食材時，建議從少量攝取來測試。

## 蔬菜、水果

前面提到三班輪制的，是身心耗損較明顯的工作型態，往往人們以為勞力型工作才最損耗身心，並不盡然，臨床所見因工作傷亡的勞動者大多起於意外事件，非因過勞猝死，每日維持長時間的某種特定工作狀態，才是心腦血管攣縮猝死的主因。用食物來保護疲憊的身心，除了食用澱粉和肉品，蔬菜水果的聰明搭配也很重要。

所謂聰明搭配，就是除了要瞭解植物營養特性外，從中醫的角度，還要懂得查閱植物的性、味、歸經，才能真正吃出平衡身心的健康。舉例腦中風後的便秘現象來說，許多蔬菜水果鐵質含量很豐富，如：菠菜、芥藍菜、髮菜（以上屬「青」）；胡蘿蔔（以上屬「赤」）；金針、龍眼肉、蘋果、香蕉（以上屬「黃」）；蓮藕（以上屬「白」）；黑木耳、黑豆、黑芝麻、紫菜（以上屬「黑」）等，但腦中風病人因控制肛門括約肌的機制受影響，富含高鐵質的蔬果及肉品容易加重便秘，選擇時就要留意搭配，以免糞便堆積在直腸肛門卻出不來，而青、赤、

黃、白、黑五色配置，相對於五臟的「肝心脾肺腎」歸經，這就是中醫配置膳食的基本概念。

　　果類再製品中，若腦中風病人咀嚼不易，吞嚥困難需要灌食，以綜合堅果打粉沖泡，混合如葡萄乾、李子乾、杏子乾、桃子乾、腰果、胡桃等，對於腦苷醣的脂質代謝有好處；食物中的維他命 C，可促進鐵的吸收，如柑桔類、鳳梨、檸檬等。含有葉酸及維生素 B 群的食物，對於安定中樞神經有良好效果，如小麥胚芽、大豆、蠶豆、西瓜、草莓、桃子、葡萄、小黃瓜、高麗菜、蛋黃、動物肝臟、貝類、魚類、乳酪、紅肉等。

　　疾病的產生在飲食上不是因寡，而是患不均，一樣的食物在不同身體條件下，吃錯時間也不行。在中醫觀點裡，並沒有所謂的腦中風後的必然或不必然飲食，熱量、營養攝取均衡，食材多樣化即可，依照體質辨證的飲食原則對於改善一般人的亞健康狀態來說也適用。

## 腦中風病人的運動復健

　　腦中風病患的運動復健是一大照護重點，近年來腦中風病人的復健有許多人工智慧（AI）電子輔助器材，使得物理治療、職能治療和語言治療更見效益。

　　中醫也推廣腦中風後的簡易自我療癒運動，舉凡輪椅上的

太極練習、觀想靜坐、氣功導引等，都能緩和病人腦中風後的不安心靈。

## 太極拳

太極拳是中醫所謂平調氣血的方法之一，同樣的，我也認為對於改善一般人的亞健康狀態來說也適用。所以，一般人也能利用工作後閒置的時間來自我練習。國內外有很多研究探索練習太極拳對長者的好處，發現太極拳在增進長者平衡能力、肌肉力量、提高反應速度及預防跌倒受傷等各方面，均具不少益處。

針對腦中風病患，也有許多單位研發出「坐式太極拳」，可供體弱或坐輪椅的長者練習，使他們也能享受練習太極拳的樂趣和好處。坐式太極拳的全部動作都是坐在椅子或輪椅上練習。研究顯示只要練習坐式太極拳三個月、每星期三次、每次一小時，就能增強體弱長者的坐姿平衡、手眼協調、反應、個人安全感及生活素質。

2012 年二月美國《新英格蘭醫學雜誌》發表一篇帕金森氏症患者練太極可改善平衡的研究。這篇報告的研究對象為 195 位典型的帕金森氏症病患者，其病情嚴重程度從單邊症狀的第一期，到姿勢不穩容易跌倒到需要坐輪椅的第四期。研究團隊將這些患者隨機分成三組，每組 65 人，分別從事不同的運動，

一組練習太極拳，一組作阻力或重力訓練，另一組作肢體伸展運動；每周固定運動兩次，每次 60 分鐘。

三組病患經過連續運動六個月後，研究團隊測試比較其各項臨床指標之改善狀況。結果顯示，規律進行太極拳運動的病人在動作移動和方向控制方面的改善都明顯優於另外兩組，病患的姿勢重心平穩度有顯著改善。這些改善情況在停止運動後可以持續三個月。觀察也發現，太極拳組的患者在帕金森氏症其他症狀方面也有顯著進步，如：步伐變穩、較不易顫抖，也比較不容易跌倒，證明動作障礙者練太極的確可改善病況。

## ▎腦中風患者操作坐式太極 8 要點

- 腰保持挺直
- 背部不貼椅背，只坐椅子 2/3 面積
- 若為癱瘓者操作時必須靠背，臀部坐滿椅子
- 選擇穩固、有椅背及手扶把的椅子
- 眼向前望
- 坐下時屈膝式呈 90 度
- 雙腳平放地上
- 先做熱身運動

## 靜坐

　　人的大腦 25 歲就開始退化，但美國加州大學（UCLA）洛杉磯分校一項研究顯示，透過靜坐，竟能減緩大腦退化。雖然靜坐已經成為時下最夯的活動，可是對沒有接觸過靜坐的人來說，不免有些困惑。事實上，靜坐一點也不難，也不需要特別的場地或設備，是隨時隨地，在家就能進行的活動。

**靜坐練習法：**

1. 讓自己坐在床沿或椅子上，把雙手放在膝蓋上並闔眼。

2. 坐好之後，讓臉部肌肉放鬆。可以先把臉擠一下再慢慢放鬆，然後試著讓舌頭在口中頂住上顎，反覆十次。

3. 等到感覺白己的臉鬆垮垮時，肩膀就可以開始放鬆，讓地心引力抓住你的肩膀，想像肩膀不斷往下延伸。

4. 調整呼吸，盡量採取深呼吸的方式，並專注在自己的呼吸。

5. 讓腦袋放空，若腦海有閃過什麼念頭，就讓它順其自然發生，但身體不要移動。

6. 保持這種放鬆的靜坐狀態至少十分鐘。

7. 每天無論何時至少實行一次。

## 氣功

另外，搭配體質練對氣功導引，也有助激發自癒力。中醫史上的養生醫家，例如年逾百歲仍可四處遊方行醫的孫思邈，便是以導引、針灸、藥食全面的治療病患，當然，他自己更身體力行，才能享有超過 120 歲的康壽松齡。這些中醫養生療癒技能中，又以導引、氣功的鍛鍊最被推崇，因為這類方法沒有身體侵入性、無藥物副作用的顧慮，只需飲食適合體質而均衡，剩下來便是按照方法一步步練習下去，就有機會把身體這個寶庫所蘊含的能量不斷的提煉出來。

雖說「導引與氣功」有如此好的自我療癒功能，但從古到今，練習者不下百萬、千萬，為什麼能明顯康壽延年者不多？其實成敗關鍵往往不是功法的優劣，而是練習者的體質和功法屬性不相符合，才讓功法的成效打了折扣。

中醫認為不只用藥或食物，需依照「寒熱溫涼補瀉」屬性，連呼吸法、運動法，都必須注意虛實補瀉。譬如，配合呼吸的快走屬「強瀉法」，目的在於「通」暢氣機；配合呼吸的正常慢步走則是「輕瀉法」，在通暢氣機的同時，有輕微補養作用。所以同屬久坐少動的上班族要藉走路健身，心肺功能強的可快走，心肺功能弱的應選擇慢走。

同樣的，運用調息法攝心，如果把注意力放在吸氣、不管呼氣，則是「補養法」，會產生以氣滋潤五臟的效果，適合用

| 快走 | 慢走 |
|:---:|:---:|
| 強瀉法 | 輕瀉法 |

| 注意力放在吸氣 | 注意力放在呼氣 |
|:---:|:---:|
| 補養法 | 輕瀉法 |

於虛症但無因氣滯血瘀所產生疼痛的人。反之，不管吸氣、把注意力放在呼氣，則是「輕瀉法」，會產生順氣以疏通氣血，後排除身心濁氣的效果。

　　當然，腦中風後的殘障型態很多樣，家屬應當向專業人士諮詢病人可以從事哪類的主動或被動式運動，才不會弄巧成拙反而受到二次傷害。面對腦中風病，無論中西醫都是一個艱鉅的課題，努力做到三及：及早預防、及早治療、及早脫殘，才是養生之道。

# 下午 5 點 02 分，我中風了

中西醫雙執照、腦神經專科醫師的親身經歷告白

| | |
|---|---|
| 作者 | 邱顯學 |
| 商周集團榮譽發行人 | 金惟純 |
| 商周集團執行長 | 王文靜 |
| 視覺顧問 | 陳栩椿 |

**商業周刊出版部**

| | |
|---|---|
| 總編輯 | 余幸娟 |
| 責任編輯 | 方沛晶 |
| 封面設計 | 比比司設計工作室 |
| 內頁排版 | 薛美惠 |
| 校對 | 渣渣 |
| 出版發行 | 城邦文化事業股份有限公司-商業周刊 |
| 地址 | 104台北市中山區民生東路二段141號4樓 |
| 傳真服務 | （02）2503-6989 |
| 劃撥帳號 | 50003033 |
| 戶名 | 英屬蓋曼群島商家庭傳媒股份有限公司城邦分公司 |
| 網站 | www.businessweekly.com.tw |
| 香港發行所 | 城邦（香港）出版集團有限公司 |
| | 香港灣仔駱克道193號東超商業中心1樓 |
| | 電話：(852)25086231　傳真：(852)25789337 |
| | E-mail：hkcite@biznetvigator.com |
| 製版印刷 | 中原造像股份有限公司 |
| 總經銷 | 聯合發行股份有限公司　電話：（02）2917-8022 |
| 初版1刷 | 2019年03月 |
| 定價 | 360元 |

ISBN 978-986-7778-56-7（平裝）

國家圖書館出版品預行編目(CIP)資料

下午5點02分,我中風了:中西醫雙執照、腦神
經專科醫師的親身經歷告白 / 邱顯學著.
-- 初版. -- 臺北市:城邦商業周刊, 2019.03
　　面;　　公分
ISBN 978-986-7778-56-7（平裝）
1.腦中風 2.保健常識
415.922　　　　　　　　　　　　　108002961

## 生命樹

Health is the greatest gift, contentment the greatest wealth.
~Gautama Buddha

健康是最大的利益，知足是最好的財富。 ——佛陀